Dieta para la artritis reumatoide

Dieta antiinflamatoria sencilla para un sistema inmunitario sano

Al leer este documento, el lector acepta que el autor no es responsable bajo ninguna circunstancia de cualquier pérdida, directa o indirecta, en la que se incurra como resultado del uso de la información contenida en este documento, incluyendo, pero no limitado a, -errores, omisiones o inexactitudes

INTRODUCCIÓN DEL AUTOR

En 2014 me diagnosticaron finalmente la debilitante artritis reumatoide. El diagnóstico tardó mucho en llegar, al igual que cualquier forma de medicación para contrarrestar la enfermedad, y como resultado pasé ocho meses de mi vida casi en el sofá de casa. No podía andar sin llorar, tenía las rodillas y los tobillos tan hinchados que apenas podía ponerme los vaqueros y no tenía ninguna posibilidad de calzarme y me veía obligado a llevar zapatillas. Es una situación demasiado familiar para las personas que tienen la desgracia de padecer la enfermedad.

Durante ese periodo de ocho meses, en el que me alimentaba a base de esteroides y analgésicos, leí todos los artículos que encontré sobre la artritis reumatoide. Aunque el diagnóstico final tardó mucho en llegar, todos los médicos y enfermeras que me atendieron estaban bastante seguros de que padecía artritis reumatoide.

Durante este tiempo se me hizo dolorosamente obvio, perdón por el juego de palabras, que sufría una enfermedad occidental provocada por mi dieta. Si me hubieran preguntado por mi dieta antes de que me diagnosticaran AR, les habría dicho que llevaba una dieta bastante sana. Comía mucho pescado, me encantaban los batidos y los zumos, pero también me encantaban los pasteles, la comida para llevar y comer fuera. Así que, aunque comía mucha comida sana, también comía mucha comida poco sana, o al menos la suficiente como para inclinar la balanza a favor de la AR.

Cuanto más leía, más me preguntaba qué estaba pasando. Al parecer, el primer caso registrado de AR en África se produjo en la década de 1960, aunque la enfermedad existía en Europa y estaba reconocida desde finales del siglo XIX. Y eso era otra cosa: es una enfermedad nueva, ¿de dónde viene? ¿Qué la causaba? También es prácticamente desconocido que aparezca en países como Sudamérica y Asia, y esto hizo que empezara a preguntarme qué me hacía tan diferente de la gente de esos países. La respuesta era, por supuesto, muy sencilla: la dieta.

Después de mi diagnóstico, tomé una serie de medicamentos bastante terribles. El metotrexato era uno de ellos. Creo que es un medicamento que se utiliza en la quimioterapia. Lo tomaba los lunes, junto con otros medicamentos, y no puedo describir lo cansada que me hacía sentir. Me invadía un letargo del que no podía deshacerme hasta el jueves o el viernes, cuando por fin me sentía un poco más viva y motivada. Además del cansancio, tenía otros efectos secundarios desagradables, como dolores de cabeza constantes y úlceras en la boca. Los esteroides que me habían administrado tenían el efecto secundario indeseado de hacerme tener un apetito excesivamente activo, lo que unido a la inactividad de sentarme en el sofá hizo que pronto se me acumularan los kilos.

Mi plan quedó muy claro. Básicamente quería sentirme mejor, recuperar el control de mi vida y reducir la medicación que estaba tomando. No estoy recomendando en absoluto que abandones la medicación y sigas los planes de alimentación como una cura milagrosa para la AR. Sin embargo, el cansancio es cosa del pasado, estoy lleno de energía, he vuelto al trabajo, me encanta ir al gimnasio y tomo menos medicación. Todo esto se debe al cambio en mi dieta y a que me tomo tiempo para pensar en lo que como. A veces cometo algún desliz: me encanta el curry para llevar y, de vez en cuando, me lo como y al día siguiente me doy cuenta. Sin embargo, eso es suficiente para recordarme cómo sería mi vida si volviera a comer ese tipo de alimentos con demasiada regularidad y me devuelve al camino recto.

Este libro también le ayudará a comprender cómo funcionan el sistema inmunitario y su mecanismo inflamatorio. El sistema inmunitario es una parte vital del organismo que ayuda a protegernos de lesiones y enfermedades, pero a veces se descontrola y crea problemas, como en el caso de la artritis reumatoide. Afortunadamente, existen muchos remedios, y una dieta antiinflamatoria es uno de ellos. Siga leyendo para saber cómo puede adoptar una dieta antiinflamatoria. Sepa qué alimentos debe evitar porque provocan inflamación y cuáles debe consumir en mayor cantidad para reducir los síntomas de la inflamación.

Les deseo mucha suerte y espero que puedan disfrutar de algunos de los beneficios que yo misma he obtenido al adoptar algunos hábitos alimentarios nuevos y saludables.

Ross Lennox

Índice

Capítulo 1: Las múltiples caras de la artritis

Al decir artritis, la gente piensa inmediatamente en dolor articular o en una enfermedad que afecta a las articulaciones. Esta concepción común sobre la artritis es correcta. La artritis es un trastorno que afecta a las articulaciones, normalmente las rodillas, los codos y las pequeñas articulaciones de las manos y los pies. Una o más de estas articulaciones se inflaman, provocando la enfermedad crónica, y a menudo dolorosa, que se denomina artritis.

Si nos fijamos en la etimología de la palabra, *artritis* significa literalmente "inflamación de las articulaciones": *arthron en* griego significa "articulación" y el sufijo *-itis* significa inflamación. La inflamación, como todo estudiante de medicina sabe, va acompañada de los clásicos cinco signos: *dolor, calor, rubor, tumor* y *functio laesa.* Son palabras latinas que significan respectivamente dolor, calor, enrojecimiento, hinchazón y *pérdida de función.*

Una rodilla artrósica o inflamada, por ejemplo, durante los brotes, suele ser dolorosa, caliente al tacto, enrojecida, hinchada e incapaz de funcionar como de costumbre. También puede estar rígida y tener limitada la amplitud de movimiento. Si no se trata la inflamación, el estado de la rodilla puede deteriorarse aún más, provocando daños y deformaciones irreversibles.

La artritis es un trastorno común que afecta actualmente a entre 50 y 60 millones de personas en Estados Unidos. También es la primera causa de discapacidad en el país. Afecta a personas de todas las edades, incluidos bebés y niños pequeños y, por supuesto, ancianos. También afecta a los animales. Al ser un trastorno tan extendido, se ha estudiado e investigado mucho, pero todavía hay muchas cosas sobre la artritis que la ciencia moderna no puede explicar del todo. Por ejemplo, la causa exacta de muchos casos de artritis sigue siendo desconocida.

Resulta extraño, sobre todo teniendo en cuenta que la artritis existe desde *hace millones de años*. Los primeros indicios de artritis se encontraron en los fósiles de dinosaurios que existieron hace probablemente 150 millones de años. El hombre prehistórico también tenía artritis, como se ve en los huesos de los neandertales que vivieron hace cientos de miles de años. Los restos de nativos americanos que vivieron en Tennessee hace unos 6.000 años indican además que ellos también padecían esta enfermedad.

También existen registros de la artritis en las historias de todos los pueblos antiguos, incluidos los egipcios, los griegos, los indios (en el sur de Asia), los chinos y muchos otros. Estos mismos registros también muestran que estos pueblos habían desarrollado sus propios remedios locales o populares para la artritis y afecciones relacionadas.

Resulta especialmente interesante lo que el padre de la medicina, el médico griego Hipócrates, dijo de la artritis hace dos mil años. Describió la enfermedad como una "travesura" que se propagaba con bastante rapidez en el cuerpo de una persona. Esto implica lo clamidia. Tanto la infección como la artritis pueden tratarse con antibióticos. Sin embargo, hay algunos casos en los que la infección se trata pero la artritis persiste.

He aquí más ejemplos de afecciones artríticas comunes de las que puede haber oído hablar, y una breve descripción de cada una de ellas.

- Espondilitis anquilosante - Se caracteriza por una inflamación crónica de la columna vertebral. Las vértebras, o los huesos de la columna vertebral, crecen juntos, haciendo que la columna se vuelva rígida y tiesa. A veces se denomina "columna de bambú", porque así es como se ve en las radiografías. Se desconoce la causa de este tipo de artritis, pero se cree que los genes son un factor.

- Artritis gonocócica - Este tipo de artritis, muy extendido, está causado por la misma bacteria que provoca la enfermedad de transmisión sexual que es la gonorrea. Puede ocurrir al mismo tiempo que la persona tiene gonorrea, o puede ocurrir independientemente de la ETS. En esta enfermedad artrítica, la persona experimenta dolor que revolotea de una articulación a otra, y tiene ampollas cutáneas en muchas partes del cuerpo.

- Gota - Muchos monarcas notables padecieron esta enfermedad, por lo que recibe el sobrenombre tanto de "enfermedad de reyes" como de "rey de enfermedades". Se debe principalmente a la acumulación insalubre de ácido úrico en el organismo. El ácido úrico se endurece formando cristales afilados como agujas que, a su vez, se depositan en las articulaciones, provocando inflamación y dolor intenso. Las articulaciones más afectadas son las rodillas, las muñecas y la articulación principal del dedo gordo del pie. La dieta es la causa principal de la gota, pero también pueden influir factores genéticos y algunos fármacos.

- Seudogota - Es bastante similar a la gota, salvo que el calcio, en lugar del ácido úrico, es lo que se endurece y se convierte en depósitos de cristales en las articulaciones. Los síntomas son similares a los de la gota: dolor, hinchazón e inflamación. También puede haber daños en el cartílago de las articulaciones.

- Artritis infecciosa - Es un término general que se refiere a la artritis causada por bacterias, virus, hongos o cualquier otro microorganismo patógeno (causante de enfermedad). Estos patógenos pueden infectar cualquier articulación, provocando inflamación, fiebre y pérdida de función en esa articulación.

- Artritis juvenil - Es otro término general que engloba cualquier tipo de artritis que afecte a niños menores de 16 años. Su manifestación más común es la artritis reumatoide juvenil o ARJ, cuya causa se desconoce en gran medida. La ARJ suele caracterizarse por hinchazón o dolor en los hombros, rodillas, codos, tobillos o dedos de los pies. Puede ir acompañada de escalofríos, fiebre recurrente y, a veces, erupciones cutáneas.

endurece formando cristales afilados como agujas que, a su vez, se depositan en las articulaciones, provocando inflamación y dolor intenso. Las articulaciones más afectadas son las rodillas, las muñecas y la articulación principal del dedo gordo del pie. La dieta es la causa principal de la gota, pero también pueden influir factores genéticos y algunos fármacos.

- Seudogota - Es bastante similar a la gota, salvo que el calcio, en lugar del ácido úrico, es lo que se endurece y se convierte en depósitos de cristales en las articulaciones. Los síntomas son similares a los de la gota: dolor, hinchazón e inflamación. También puede haber daños en el cartílago de las articulaciones.

- Artritis infecciosa - Es un término general que se refiere a la artritis causada por bacterias, virus, hongos o cualquier otro microorganismo patógeno (causante de enfermedad). Estos patógenos pueden infectar cualquier articulación, provocando inflamación, fiebre y pérdida de función en esa articulación.

- Artritis juvenil - Es otro término general que engloba cualquier tipo de artritis que afecte a niños menores de 16 años. Su manifestación más común es la artritis reumatoide juvenil o ARJ, cuya causa se desconoce en gran medida. La ARJ suele caracterizarse por hinchazón o dolor en los hombros, rodillas, codos, tobillos o dedos de los pies. Puede ir acompañada de escalofríos, fiebre recurrente y, a veces, erupciones cutáneas.

clamidia. Tanto la infección como la artritis pueden tratarse con antibióticos. Sin embargo, hay algunos casos en los que la infección se trata pero la artritis persiste.

He aquí más ejemplos de afecciones artríticas comunes de las que puede haber oído hablar, y una breve descripción de cada una de ellas.

- Espondilitis anquilosante - Se caracteriza por una inflamación crónica de la columna vertebral. Las vértebras, o los huesos de la columna vertebral, crecen juntos, haciendo que la columna se vuelva rígida y tiesa. A veces se denomina "columna de bambú", porque así es como se ve en las radiografías. Se desconoce la causa de este tipo de artritis, pero se cree que los genes son un factor.

- Artritis gonocócica - Este tipo de artritis, muy extendido, está causado por la misma bacteria que provoca la enfermedad de transmisión sexual que es la gonorrea. Puede ocurrir al mismo tiempo que la persona tiene gonorrea, o puede ocurrir independientemente de la ETS. En esta enfermedad artrítica, la persona experimenta dolor que revolotea de una articulación a otra, y tiene ampollas cutáneas en muchas partes del cuerpo.

- Gota - Muchos monarcas notables padecieron esta enfermedad, por lo que recibe el sobrenombre tanto de "enfermedad de reyes" como de "rey de enfermedades". Se debe principalmente a la acumulación insalubre de ácido úrico en el organismo. El ácido úrico se dolorosa y debilitante que puede ser la artritis, y lo rápido que puede progresar si no se aplica un tratamiento de inmediato.

Los médicos de hoy en día lo saben muy bien, y por eso fomentan el diagnóstico y el tratamiento precoces. Si cree que puede tener artritis, o conoce a alguien que podría tenerla, siga leyendo para familiarizarse con la enfermedad y, si es necesario, acuda a un médico que le recomiende un buen plan de tratamiento.

Los tipos de artritis

Artritis es un término general que designa una afección médica: la inflamación de las articulaciones. Existen muchos tipos de artritis, de hecho más de cien. Cada uno de ellos es un trastorno específico con ciertas características que lo diferencian de los demás tipos.

Los tres tipos más comunes de artritis son la *artrosis*, la *artritis reumatoide* (AR) y la *artritis psoriásica (APs)*. *La gota*, otro trastorno frecuente, también es un tipo de artritis. Puede sorprenderle que la fibromialgia, el lupus, la esclerosis sistémica e incluso el dolor de espalda también se consideren tipos de artritis. Sin embargo, para evitar confusiones, algunos médicos las denominan afecciones "relacionadas con la artritis", para distinguirlas de otras formas de artritis que afectan sólo a las articulaciones.

He aquí una lista de trastornos bastante comunes que se clasifican como tipos de artritis o afecciones relacionadas con la artritis.

- Espondilitis anquilosante
- Dolor de espalda
- Bursitis
- Síndrome del túnel carpiano
- Síndrome de fatiga crónica
- Enfermedad discal degenerativa
- Ehlers-Danlos
- Fibromialgia
- Arteritis de células gigantes
- Gota
- Hemocromatosis
- Artritis infecciosa
- Artritis inflamatoria
- Enfermedad inflamatoria intestinal
- Artritis juvenil
- Dermatomiositis juvenil (JD)
- Enfermedad de Kawasaki
- Lupus
- Enfermedad de Lyme
- Enfermedad mixta del tejido conjuntivo
- Osteoartritis
- Osteoporosis
- Enfermedad de Paget
- Reumatismo palindrómico
- Síndrome de dolor patelofemoral
- Enfermedad reumática pediátrica
- Polimialgia reumática
- Seudogota
- Artritis psoriásica
- Fenómeno de Raynaud
- Artritis reactiva
- Distrofia simpática refleja
- Síndrome de Reiter
- Fiebre reumática

- Reumatismo
- Artritis reumatoide
- Esclerodermia
- Enfermedad de Sjögren
- Espondiloartritis
- Artritis idiopática juvenil sistémica
- Lupus eritematoso sistémico (LES)
- Esclerosis sistémica
- Arteritis temporal
- Tendinitis
- Vasculitis

Como puede ver, existen numerosos y muy variados tipos de artritis. La larga lista anterior es, de hecho, sólo una parte de todos los tipos de artritis que existen. Como ya se ha dicho, existen más de cien tipos. Para simplificar las cosas, los médicos agrupan estos trastornos en cuatro grandes clasificaciones según la causa y la progresión de la enfermedad. Estas cuatro divisiones son:

1. *Artritis degenerativa* - También llamada artritis por desgaste. Las articulaciones se desgastan como consecuencia de la edad, el uso excesivo o las lesiones. El tipo más común de artritis, la artrosis, es un ejemplo de artritis degenerativa.

2. *Artritis inflamatoria* - Se produce cuando el sistema inmunitario funciona mal y ataca a las células del propio organismo como si fueran microorganismos extraños nocivos, como bacterias y virus. Esta situación anómala se denomina *autoinmunidad*.

Los médicos conjeturan que está causada por la genética, factores ambientales y malos hábitos de salud. En un trastorno artrítico autoinmune, el sistema inmunitario provoca la inflamación de una o más articulaciones. La inflamación crónica e incontrolada puede erosionar las articulaciones afectadas e incluso dañar otras partes del cuerpo, como los ojos y los órganos internos. Ejemplos de artritis inflamatoria son la artritis reumatoide (AR) y la artritis psoriásica (APs). Una dieta antiinflamatoria ayuda enormemente a tratar estos tipos de artritis.

3. Artritis metabólica - Este tipo de artritis se caracteriza por un exceso de ácido úrico en el organismo. Cuando se acumula, el ácido úrico puede formar sustancias cristalinas en las articulaciones, provocando un dolor extremo. La gota es un ejemplo de artritis metabólica.

4. *Artritis infecciosa* - De las cuatro clasificaciones de la artritis, ésta es la única que tiene una cura definitiva. Esa cura es con el uso de antibióticos. La artritis infecciosa se produce cuando microorganismos nocivos (bacterias, virus u hongos) infectan las articulaciones, como en el caso de la enfermedad de Lyme y la artritis bacteriana.

Por lo general, la artritis se desarrolla junto con otra infección, o como consecuencia de ella, como la intoxicación alimentaria por salmonela, la hepatitis C, la gonorrea y la

- Osteoartritis (OA): Es el tipo más común de artritis y suele estar causada por traumatismos o lesiones, obesidad, trastornos metabólicos y, posiblemente, también por factores hereditarios. La osteoartritis se caracteriza principalmente por la rotura del cartílago de las articulaciones, que deja al descubierto los extremos de los huesos. Cuando los extremos óseos expuestos rozan entre sí, se produce un dolor intenso, junto con rigidez y pérdida de movimiento. Todo ello puede reducir considerablemente la calidad de vida de la persona. Las articulaciones más afectadas son las que soportan peso, es decir, la columna vertebral, las caderas, las rodillas y los tobillos.

- Artropatía psoriásica: La padecen las personas que sufren la enfermedad cutánea llamada *psoriasis*, en la que aparecen manchas rojas, escamosas y ásperas en codos, cuello y rodillas. Las pequeñas articulaciones de los dedos de manos y pies suelen ser las más afectadas. Los dedos pueden hincharse tanto que parecen salchichas rellenas.

- Síndrome de Reiter: Suele afectar a hombres jóvenes que estuvieron expuestos a la bacteria clamidia (causante de una enfermedad de transmisión sexual) o a la bacteria salmonela (común en las intoxicaciones alimentarias). El síntoma típico es la inflamación del tracto urogenital y de ciertas articulaciones (normalmente las rodillas o los tobillos). En algunos casos, también se desarrolla conjuntivitis. No existe cura conocida para el síndrome de Reiter. Los médicos recomiendan analgésicos para aliviarla y mucho reposo.

- Artritis reumatoide (AR): Después de la artrosis, es un tipo de artritis muy frecuente. Se trata de un trastorno autoinmune en el que el sistema inmunitario se vuelve contra el organismo, provocando primero inflamación en el revestimiento de la articulación y, poco después, daños en el cartílago y el hueso. La AR suele afectar a la misma articulación en el lado derecho e izquierdo del cuerpo, lo que da lugar a una manifestación "simétrica" de la enfermedad. En el próximo capítulo hablaremos de la AR.

Signos y síntomas de la artritis

Aunque puede haber muchos tipos de artritis, tienen síntomas comunes que pueden ayudar a alertar a la persona de una posible afección médica. Sin embargo, hay que tener en cuenta que estos síntomas pueden no indicar inmediatamente la presencia de artritis. Podrían estar causados por una infección pasajera o por otros motivos. Por lo tanto, es importante observar la frecuencia con la que experimenta los síntomas, así como su gravedad o intensidad. Debe comunicar estos detalles a un médico cuando desee un diagnóstico de su enfermedad.

Los signos de advertencia típicos de la artritis son los siguientes:

- Dolor articular - El dolor puede manifestarse de distintas formas: puede ser constante y continuo o intermitente. Puede atacarle cuando se mueve, o puede ser más notorio cuando permanece quieto durante mucho tiempo. La regla general es que si lleva más de dos semanas con cualquier tipo de dolor articular, debe consultar a un médico. Si es posible, acuda a un reumatólogo especializado en trastornos reumáticos.

- Rigidez o dificultad para mover una articulación - Si siempre tiene dificultad para desenroscar la tapa de un tarro, subir las escaleras, levantarse de la cama o hacer cualquier otra cosa que implique mover las articulaciones, considérelo una señal de advertencia. Puede significar artritis, pero también puede indicar otra afección musculoesquelética. En cualquier caso, debes acudir al médico para tratar el asunto.

- Hinchazón alrededor de una articulación - La hinchazón o inflamación puede ir acompañada de enrojecimiento o decoloración, calor y sensación pulsátil. La piel también puede doler al tacto. Todos estos son signos característicos de inflamación que justifican una visita al médico.

Es posible experimentar sólo uno o dos de los síntomas anteriores, o los tres al mismo tiempo.

Además, hay otros signos menores que también pueden experimentarse, aunque son menos indicativos de artritis:

- Dolor muscular

- Sensación de estar a punto de coger un resfriado o la gripe
- Cansancio, fatiga o poca energía

Tenga en cuenta que sólo un médico puede diagnosticarle correctamente si padece artritis u otra afección médica relacionada. No caiga en la tentación de estudiar por su cuenta las descripciones de diversas enfermedades, elegir la que más se acerque a sus propios síntomas y hacer su propio diagnóstico. Si hace un diagnóstico erróneo, también podría utilizar un plan de tratamiento equivocado, lo que puede ser peligroso. Así que, repetimos, no se autodiagnostique. Aunque su enfermedad parezca obvia, debe visitar a un profesional médico, someterse a un examen completo y obtener un diagnóstico adecuado.

Las causas de la artritis

Al igual que existen muchos tipos distintos de artritis, también existen muchas causas diferentes, algunas de las cuales aún no son del todo conocidas por los médicos. Sin embargo, los científicos médicos han descubierto que ciertos factores pueden contribuir a la aparición de problemas articulares. Estos factores son:

- Genes y herencia - La investigación científica ha identificado un marcador genético, denominado HLADR4, que está estrechamente relacionado con la artritis reumatoide. Por tanto, si este gen aparece en su ADN, usted es propenso a padecer la enfermedad. Asimismo, otro marcador genético, denominado HLA-B27, está relacionado con la espondilitis anquilosante. De nuevo, si tiene este gen, no significa automáticamente que en el futuro vaya a padecer la enfermedad, pero sí que es propenso a padecerla.

- Edad - Naturalmente, cuando uno se hace mayor, tiene más probabilidades de desarrollar artritis. Las personas mayores son muy propensas a la artrosis, la artritis por "desgaste". Esto se debe a que el envejecimiento desgasta los cartílagos, los huesos y las articulaciones. Pero esto no significa que vaya a padecer artritis definitivamente al llegar a los 70 años o más. Puede seguir disfrutando de una salud razonablemente buena a una edad avanzada si se cuida desde el principio, empezando ahora mismo. Adoptar una dieta antiinflamatoria es una buena forma de asegurarse de no desarrollar artritis más adelante.

- Uso excesivo de una articulación - Los bailarines y los deportistas, como los jugadores de tenis y baloncesto, son ejemplos de personas que utilizan en exceso sus articulaciones. Por lo tanto, es muy probable que desarrollen artritis más adelante en su vida debido a la tensión repetida y considerable a la que someten a sus articulaciones.

- Lesiones - Las lesiones articulares se producen por diferentes motivos. Puede ser el resultado de varias cosas, como caerse por las escaleras, un accidente de tráfico, la práctica de deportes, ser perseguido por un perro, etcétera. Cuando se sufre una lesión en una articulación, hay más probabilidades de que se desarrolle artritis en esa articulación en el futuro.

- Infección - Ciertos tipos de artritis son consecuencia de infecciones bacterianas, víricas o fúngicas. Por ejemplo, la enfermedad de Lyme es una afección relacionada con la artritis que está causada por una bacteria que una persona puede contraer por la picadura de una garrapata. Hay otras muchas formas de infectarse por gérmenes patógenos: por contacto con personas infectadas, tras una intervención quirúrgica, por inserción de agujas o cuando una infección se propaga de otra zona del cuerpo a otra.

- Factor de necrosis tumoral (TNF) - Se trata de una sustancia química que provoca inflamación y que el organismo produce de forma natural. Se ha descubierto que desempeña un papel importante en el desarrollo de la artritis reumatoide (AR). En la actualidad, los pacientes de AR utilizan fármacos que combaten los efectos del TNF para reducir los síntomas de la enfermedad.

Cualquiera de estas causas, o una combinación de ellas, puede provocar el desarrollo de artritis. En algunos casos, la artritis se desarrolla incluso en ausencia de estas causas conocidas. Esto demuestra que la ciencia médica aún tiene mucho que aprender sobre este trastorno misterioso pero muy frecuente.

Capítulo 2: La artritis reumatoide en primer plano

En el capítulo anterior hemos aprendido algunas cosas sobre la artritis reumatoide (AR). Hemos visto que se trata principalmente de un trastorno inflamatorio y que está causado por la autoinmunidad, o un mal funcionamiento del sistema inmunitario. Analicemos ahora más a fondo este trastorno.

¿Qué es la artritis reumatoide?

La AR es una enfermedad inflamatoria crónica en la que el sistema inmunitario ataca por error a las articulaciones. Las articulaciones más afectadas son las de las manos y los pies, las muñecas, las rodillas y los codos. Suelen verse afectadas tanto la articulación derecha como la izquierda. Por ejemplo, una persona puede tener inflamados los codos derecho e izquierdo como consecuencia de la AR. Los médicos lo describen como una manifestación simétrica del trastorno. La afectación unilateral (sólo de la articulación izquierda o derecha) es menos frecuente.

Lo que ataca la enfermedad es una parte específica de la articulación denominada sinovial. Se trata de un tejido conjuntivo que recubre el interior de la articulación y que también produce líquido que lubrica la articulación para que se mueva con suavidad. La artritis reumatoide provoca la inflamación de la membrana sinovial. Entonces se engrosa y se hincha, causando dolor en la articulación y alrededor de ella, y limitando su movilidad o amplitud de movimiento. Además, produce menos líquido sinovial, lo que limita aún más el movimiento de la articulación.

Cuando esta inflamación de la membrana sinovial se prolonga durante mucho tiempo, puede erosionar el cartílago y los tejidos elásticos que recubren los extremos de los huesos conectados a las articulaciones. También puede dañar los propios huesos. Con el tiempo, la pérdida de cartílago y el daño articular pueden llegar a ser tan graves que la articulación se afloje, se vuelva inestable o incluso se deforme. Cuando esto ocurre, la persona experimenta un gran dolor y ya no puede utilizar ni mover la articulación afectada. Este tipo de daño es irreversible.

Por desgracia, estos daños pueden producirse muy rápidamente, sobre todo si no se administra ningún tratamiento para el trastorno. Por eso los médicos recomiendan encarecidamente que una persona que sospeche que padece AR acuda inmediatamente al médico. Un diagnóstico precoz y un tratamiento oportuno y agresivo evitarán cualquier daño permanente en las articulaciones afectadas. También evitarán a la persona el tremendo dolor y las molestias que suelen caracterizar a la AR.

Lo que mucha gente no sabe sobre la AR es que los daños que provoca no se limitan a las articulaciones. La enfermedad también puede destruir muchas otras partes del cuerpo, como los ojos, la piel, los pulmones, los vasos sanguíneos y el corazón.

¿Cuál es la frecuencia de la AR y quiénes corren más riesgo de padecerla?

Alrededor de un millón y medio de personas padecen AR en Estados Unidos. Curiosamente, la mayoría de ellas, alrededor de dos tercios, son mujeres, aunque se desconoce por qué las mujeres parecen estar más predispuestas a padecer la enfermedad. Las mujeres de entre 30 y 60 años son las más diagnosticadas de AR, mientras que en los hombres la enfermedad empieza a manifestarse a una edad más avanzada.

Antes se creía que la AR era hereditaria. Los datos de la investigación demuestran que esto es cierto, pero no siempre. Tener un pariente cercano o un familiar con AR aumenta las probabilidades de padecer la enfermedad. Pero también es cierto que la mayoría de las personas que padecen AR no tienen antecedentes familiares de la enfermedad. Lo que la mayoría de los investigadores médicos creen es que los genes de una persona no causan realmente la AR, pero pueden hacerla más vulnerable a los factores que desencadenan el trastorno.

A continuación se enumeran los factores de riesgo que predisponen a una persona a padecer artritis reumatoide:

- *Sexo y edad*. Como ya se ha mencionado, las mujeres son más propensas a padecer AR. Las personas de entre 40 y 60 años son las que corren mayor riesgo.
- *Antecedentes familiares*. Tener un familiar o pariente cercano que padezca la enfermedad aumenta el riesgo de padecerla.
- *Fumar*. Este hábito poco saludable también aumenta el riesgo de padecer AR. Además, un fumador con AR tiende a experimentar

síntomas más graves que un no fumador con AR.

- *Obesidad.* Las mujeres con sobrepeso u obesas son más vulnerables a este trastorno.
- *Toxinas ambientales. Los* resultados de las investigaciones indican que la exposición al amianto, el sílice y otros agentes irritantes aumenta el riesgo de padecer AR y otras afecciones autoinmunitarias.

Signos y síntomas de la artritis reumatoide

El signo más común de la AR es la inflamación de las articulaciones, normalmente tanto del lado izquierdo como del derecho del cuerpo. Las primeras afectadas suelen ser las pequeñas articulaciones de los dedos de manos y pies, sobre todo las que unen los dedos a la mano y los dedos a los pies. A continuación, el trastorno puede progresar a las muñecas y las rodillas, y después a los tobillos, las caderas, los codos y los hombros. Es posible que el trastorno afecte a todas estas articulaciones, o sólo a una, dos o varias de ellas.

Cuando una articulación está inflamada, se muestra sensible, dolorosa, caliente, hinchada y con una amplitud de movimiento limitada. La inflamación suele ser más grave por la mañana y después de un periodo de inactividad.

Aparte de la inflamación articular, la persona también puede experimentar fiebre de vez en cuando. También puede perder algo de peso y sentirse inexplicablemente cansado gran parte del tiempo.

Además, la persona que padece AR también puede tener problemas en la piel, la vista o la respiración. Esto ocurre cuando el trastorno afecta a estructuras corporales no articulares, en particular los ojos, la piel, los pulmones, el corazón, los vasos sanguíneos, los riñones, la médula ósea, los nervios y las glándulas salivales.

Estos síntomas pueden aparecer y desaparecer. Su gravedad también varía. Los síntomas son más intensos durante las reagudizaciones (o brotes), y pueden ser muy leves o incluso desaparecer por completo durante los periodos de remisión. Las reagudizaciones se desencadenan por determinados factores que se comentarán en la sección siguiente. Las remisiones se producen cuando la persona minimiza esos factores desencadenantes y sigue un buen plan de tratamiento diseñado para ella por un especialista médico llamado reumatólogo.

Por qué se producen los brotes

Un aumento repentino de la actividad inflamatoria del organismo, denominado brote o exacerbación, intensifica los síntomas del trastorno. La persona experimenta entonces mayor dolor e hinchazón en las articulaciones. También puede sentirse muy cansado y enfermo. A veces, el dolor y el malestar pueden ser tan intensos que la persona no puede realizar sus actividades cotidianas habituales.

¿Por qué se producen estos brotes? Se han identificado una serie de posibles factores desencadenantes, y conocerlos ayudará a la persona con AR a evitar que se produzca un brote. Pero también debe tener en cuenta algunas advertencias:

- A veces se produce un brote sin causa o desencadenante aparente.
- Cada persona tiene unos desencadenantes diferentes. Esto significa que lo que provoca un brote en una persona puede no afectar tanto a otra.
- Los factores desencadenantes identificados no *siempre* provocan un brote.
- El desencadenante puede ser algo que ocurrió justo antes de una erupción, o puede ser un conjunto de factores que se acumularon en los días previos al incidente de la erupción. Por lo tanto, es muy difícil predecir con fiabilidad cuándo se producirá una erupción.

Dicho esto, he aquí las causas más comunes que las personas con AR han identificado como posibles desencadenantes de un brote:

- *Estrés* - Muchas personas que padecen AR observan que experimentan síntomas más graves de la enfermedad cuando están sometidas a mucho estrés. Las cantidades elevadas y constantes de estrés, ya sea laboral o familiar, inducen la liberación de citoquinas. Éstas son sustancias químicas que intervienen directamente en la respuesta inflamatoria del organismo.
- *Infección* - Siempre que hay una infección en el organismo, el sistema inmunitario responde con inflamación. Así, una persona que tiene AR *y* otra infección en curso experimenta lo que podríamos decir que es una doble dosis de

inflamación: la de la AR y la desencadenada por la infección. No es de extrañar, pues, que cualquier infección, incluso un resfriado común o una simple gripe, pueda desencadenar un brote de los síntomas de la inflamación.

- *Alimentos* - Las alergias alimentarias pueden provocar síntomas más graves de AR. Además, ciertos alimentos favorecen la actividad inflamatoria del sistema inmunitario. Cuando una persona los come todo el tiempo, su cuerpo estará constantemente en un estado de inflamación. Si ya padece artritis, este tipo de alimentación agravará aún más su estado de salud.
- *Cansancio*. El cansancio "normal" puede provocar brotes. También lo pueden el sobreesfuerzo y el exceso de ejercicio. Por ello, los médicos advierten contra el sobreesfuerzo físico, así como contra los factores psicológicos que también pueden producir fatiga.
- *Dar a luz*. Curiosamente, las mujeres embarazadas experimentan una remisión de la AR porque resulta que el embarazo desactiva o calma la acción inflamatoria del sistema inmunitario. Pero justo después de dar a luz, las mujeres sufren reagudizaciones al reactivarse su sistema inmunitario. Estos brotes pueden producirse durante el primer año después del parto.

Como ya se ha dicho, cada persona tiene sus propios desencadenantes. Llevar un diario de sus actividades, estados emocionales, niveles de estrés y alimentos ingeridos puede ayudarle a identificar los factores desencadenantes de una reagudización de los síntomas artrósicos. Si esto no es posible, cada vez que se produzca una crisis, piense detenidamente qué puede haberla provocado.

Tome nota de lo que ha comido, cómo se ha sentido, qué ha hecho, cuál ha sido su estado de salud y, en general, qué ha estado ocurriendo en su vida justo antes del brote. Es importante que identifique sus desencadenantes para poder evitarlos.

He aquí otras cosas que puede hacer para reducir la incidencia de los brotes:

- Aprenda a controlar el estrés. Dedica tiempo a actividades relajantes y antiestrés, como la meditación y el yoga.
- Haz las cosas con moderación. No trabajes ni hagas ejercicio en exceso.
- Elige un ejercicio que no ejerza demasiada presión sobre las articulaciones. Por ejemplo, caminar es mejor que correr para las rodillas y los pies.
- Evita la fatiga. Tómate los descansos necesarios para no sentirte agotado. No te exijas demasiado. Si necesitas pedir ayuda, no dudes en hacerlo.
- Si está tomando medicamentos para la AR, siga estrictamente las instrucciones del médico en cuanto al horario de toma. Tómate siempre la medicación a tiempo.

En el capítulo 4, hablaremos de estas actividades preventivas que puede tomar, así como de otras características que conforman lo que se denomina un "estilo de vida antiinflamatorio."

Diagnóstico y tratamiento de la AR

En sus fases iniciales, la artritis reumatoide es muy difícil de diagnosticar. Aunque los síntomas de la inflamación estén presentes, los médicos no podrán decir con seguridad si esos síntomas se deben a la AR. Podrían ser fácilmente síntomas de una infección pasajera o de cualquier otra enfermedad. Esto se debe a que la inflamación es una reacción general del organismo a la mayoría de las dolencias, lesiones o amenazas para la salud.

Lo que es más fácil de diagnosticar es la presencia crónica o a largo plazo de AR. La persona puede informar a su médico de que experimenta con frecuencia dolor e inflamación articular. A continuación, el médico comprueba si están presentes los signos físicos de la inflamación (es decir, hinchazón, calor y enrojecimiento) y evalúa la movilidad y la fuerza de las articulaciones afectadas. También puede realizar análisis de sangre, radiografías o pruebas de imagen.

El análisis de sangre mostrará si la persona tiene niveles elevados de proteína C reactiva (PCR), velocidad de sedimentación globular (velocidad de sedimentación o velocidad ESR) y anticuerpos antipéptido citrulinado cíclico (anti-CCP). Los valores elevados de estos anticuerpos son indicios positivos (pero no definitivos) de AR. Mientras tanto, las pruebas de rayos X, resonancia magnética y ecografía mostrarán el grado de daño o deformidad de la articulación, si lo hay. Si el trastorno ha estado presente durante mucho tiempo, hay más probabilidades de que se produzcan daños o deformaciones en la articulación.

Como ya se ha dicho, no existe una cura que elimine la artritis reumatoide. Pero la remisión es posible, sobre todo con el uso de fármacos antirreumáticos modificadores de la enfermedad (FAME). Se trata de fármacos potentes que ralentizan la progresión de la AR y evitan daños en las articulaciones y los tejidos. Deben ser recetados por un médico o reumatólogo.

La persona también puede tomar otros medicamentos según sus necesidades, como analgésicos y antiinflamatorios. Para aliviar el dolor, la mayoría de la gente utiliza ibuprofeno y naproxeno sódico, que pueden adquirirse sin receta médica. Para reducir la inflamación, los esteroides y corticosteroides son opciones populares. Por desgracia, la mayoría de los fármacos tienen efectos secundarios no deseados, por lo que no deben usarse indiscriminadamente.

Los efectos secundarios habituales de los analgésicos son problemas estomacales o digestivos, tinnitus (zumbidos en los oídos), problemas renales y daños hepáticos. Por su parte, los corticoides pueden provocar aumento de peso, pérdida de masa ósea y diabetes. Y los DMARD suprimen el sistema inmunitario, haciendo a la persona más vulnerable a las infecciones. Por tanto, es importante tomar estos fármacos sólo cuando sea necesario y seguir las instrucciones del médico con respecto a su uso.

En combinación con la medicación, la persona también debe seguir un estilo de vida saludable y una dieta antiinflamatoria para prevenir las reagudizaciones. Hablaremos de ello en detalle en un capítulo posterior.

Otras opciones de tratamiento y terapias disponibles para las personas con AR son:

- *Fisioterapia* - Consiste principalmente en ejercicios para ayudar a mantener las articulaciones flexibles y conservar su función. Un fisioterapeuta o terapeuta ocupacional enseña a la persona con AR a hacer estos ejercicios. Además, también puede enseñarle a moverse mientras realiza las tareas cotidianas para que no ejerza una presión innecesaria sobre las articulaciones.
- *Dispositivos de asistencia y herramientas especiales* - Su uso facilita a la persona el movimiento y la realización de las tareas cotidianas cuando su movilidad articular está comprometida.
- *Cirugía*: puede ser necesaria cuando hay que reparar o sustituir articulaciones dañadas, o cuando hay que corregir una deformidad. Una de las intervenciones quirúrgicas más sencillas a las que se someten los pacientes con AR es *la sinovectomía. Se trata* de un procedimiento médico que elimina la membrana sinovial inflamada de una articulación. Una cirugía mucho más complicada es la artroplastia total, en la que se extraen las partes dañadas de la articulación y se sustituyen por prótesis de metal y plástico.

Las personas que padecen artritis reumatoide deben aprovechar estas terapias y remedios. Pueden hacer la vida mucho más fácil, aliviando y reduciendo el dolor, las molestias y los inconvenientes que causa la enfermedad. Y lo que es más importante, buscar tratamiento médico puede ayudar a ralentizar, o incluso detener, la progresión de la enfermedad, así como a corregir cualquier daño que ya se haya producido.

No seguir el tratamiento es peligroso. No sólo empeorará la artritis reumatoide, sino que puede haber más complicaciones que lleven al desarrollo de otros trastornos. Estas son algunas de las complicaciones que pueden producirse:

- Mala salud ósea. La AR y sus medicamentos pueden provocar osteoporosis, otra enfermedad en la que los huesos se vuelven más débiles, porosos y frágiles.
- Pulmones y otros órganos más débiles. En cualquier parte del cuerpo pueden formarse protuberancias duras de tejido denominadas nódulos reumatoides. Pueden crecer en órganos como los pulmones, lo que puede debilitar el funcionamiento de los órganos afectados. Los pulmones corren un riesgo especial, porque la inflamación crónica puede provocar la cicatrización del tejido pulmonar. No es infrecuente que las personas con AR tengan dificultades respiratorias que empeoran progresivamente en ausencia de cualquier intervención médica.
- Mala vista. Como complicación de la AR puede desarrollarse una afección denominada síndrome de Sjogren. En este caso, disminuye la cantidad de humedad en los ojos, la boca y las fosas nasales, lo que provoca sequedad y el posible deterioro de estas zonas afectadas.
- Compresión nerviosa. La inflamación articular puede comprimir los nervios situados en las zonas afectadas. En el caso del síndrome del

túnel carpiano, la inflamación de la articulación de la muñeca comprime los nervios que conducen a la mano y los dedos, limitando la movilidad y la función de esta importante parte del cuerpo.

- Enfermedades cardiacas y cardiovasculares. La artritis reumatoide puede causar muchos problemas cardiovasculares, como el endurecimiento de las arterias, la inflamación de la bolsa que encierra el corazón y el bloqueo o estrechamiento de los principales vasos sanguíneos.
- Cáncer. Las personas con artritis reumatoide tienen mayor riesgo de linfoma, un cáncer que se desarrolla en el sistema linfático.

Capítulo 3: Inflamación y sistema inmunitario

Hemos mencionado muchas veces que la inflamación crónica e incontrolada es lo que está en la raíz de la artritis reumatoide. La inflamación es lo que provoca dolor e hinchazón en una articulación afectada, y con el tiempo puede causar daños irreversibles en los tejidos. ¿Podemos concluir entonces que la inflamación es algo malo? ¿La inflamación es perjudicial y causa enfermedades? Por lo que hemos visto hasta ahora, podemos tener la tentación de decir que sí, pero no sería una respuesta muy acertada.

La inflamación es en realidad un mecanismo de defensa muy útil de nuestro organismo. Es una función vital del sistema inmunitario. Siempre que el sistema inmunitario detecta una amenaza para nuestra salud, como cuando entran en el cuerpo microorganismos patógenos, o cuando nos torcemos un tobillo o nos hacemos un corte en la piel, la respuesta inflamatoria se pone en marcha automáticamente para hacer frente al problema. Se activan diferentes sustancias químicas; algunas de ellas destruyen las bacterias o virus extraños, mientras que otras reparan el daño en la zona afectada.

Los vasos sanguíneos también se dilatan para permitir que estas sustancias químicas útiles accedan rápidamente a la zona donde se necesitan. No somos conscientes de este frenesí de actividad, que ocurre a nivel celular, pero sí experimentamos ciertos síntomas que acompañan a dicha actividad. Son los síntomas de la inflamación: dolor, enrojecimiento, calor e hinchazón. A veces el calor no se localiza en el lugar del problema, por lo que aparece fiebre que, por supuesto, sentimos en todo el cuerpo.

A veces el dolor es muy intenso y necesitamos tomar analgésicos para aliviarlo. Y a veces no experimentamos ningún síntoma, sobre todo si la inflamación se produce dentro de nuestro cuerpo, en un órgano interno como el riñón o los intestinos.

La conclusión es que, aunque la inflamación puede resultar dolorosa o incómoda, forma parte del proceso natural de curación de nuestro organismo. Es una función vital de nuestro sistema inmunitario, ya que responde a las amenazas y repara las lesiones o los daños. Sin inflamación, no nos recuperaríamos de las infecciones, nuestras lesiones no sanarían y nuestras heridas supurarían. De hecho, probablemente no podríamos vivir mucho tiempo.

Examinemos más a fondo cómo funciona nuestro sistema inmunitario y en qué nos ayuda -y a veces nos perjudica- la inflamación. Debemos comprender estos aspectos para poder apreciar plenamente cómo se desarrolla la artritis reumatoide.

Comprender la respuesta inmunitaria y la inflamación

El sistema inmunitario es una compleja red de células, tejidos y órganos que trabajan conjuntamente para proteger y reparar el organismo. La inflamación es la respuesta del sistema inmunitario cuando detecta una amenaza o lesión en el organismo, ya sea una picadura de insecto, un esguince de tobillo, un golpe en un dedo del pie o una quemadura en el codo. La inflamación puede considerarse el mecanismo de defensa del organismo. Como tal, desempeña un papel importante para mantenernos sanos. Ayuda a proteger nuestro cuerpo de lesiones y bacterias dañinas, virus y otros patógenos.

La palabra "inflamación" procede del latín *inflammare*, que significa "estallar en llamas" o "incendiarse". Es muy descriptivo, dado el frenesí de actividad que se produce una vez desencadenada la respuesta inflamatoria. Diferentes células inmunitarias trabajan como soldaditos altamente entrenados y miembros de un equipo de respuesta de emergencia para destruir la infección o reparar la lesión. Su actividad se traduce en cuatro síntomas observables que hemos llegado a asociar con la inflamación: dolor, calor, enrojecimiento e hinchazón. Cada uno de estos cuatro signos distintivos de la inflamación tiene una función.

El dolor es la señal de alarma que nos indica que algo va mal, que el cuerpo está sitiado y que tenemos que hacer algo para solucionar el problema. El calor y el enrojecimiento indican que más sangre, que transporta las células inmunitarias necesarias, está fluyendo hacia el lugar de la lesión. Y la hinchazón indica que el plasma (que también contiene sustancias químicas útiles para ayudar a reparar los tejidos) está llenando los tejidos alrededor de la lesión o infección. Todas estas son buenas señales de que el sistema inmunitario está funcionando eficazmente.

Inflamación aguda

En circunstancias normales, la inflamación cesa inmediatamente una vez resuelto el problema. Por tanto, la inflamación es de corta duración, o *aguda,* como la describen los médicos. Suele durar unos minutos u horas, o hasta unos días. Cuando se detiene la lesión y se han realizado las reparaciones necesarias, la inflamación desaparece. Los cuatro síntomas característicos también desaparecen por sí solos y el organismo vuelve a la normalidad.

Las alergias también desencadenan una respuesta inflamatoria aguda. Por ejemplo, cuando se expone a sustancias en el aire o a alimentos a los que es alérgico, su sistema inmunitario lanza un ataque contra estos irritantes extraños. Entonces aparecen síntomas como picor, erupciones cutáneas, inflamación de las articulaciones y secreción nasal. Estos síntomas suelen remitir cuando se elimina el alérgeno.

A veces, la infección o lesión no está localizada en una zona del cuerpo. En su lugar, puede ser sistémica, o producirse en todo el cuerpo, como en el caso de infecciones víricas como la gripe. La respuesta inicial del sistema inmunitario es la misma: inflamación. La diferencia es que los síntomas pueden tardar más en manifestarse y remitir. Por ejemplo, la persona puede experimentar sólo una ligera sensación de malestar al principio, y luego una sensación de quemazón en los ojos o las articulaciones, y después quizás algunos escalofríos, y finalmente fiebre.

Todos estos son signos de que el sistema inmunitario está trabajando duro para eliminar la infección. Con el tiempo, estos signos desaparecerán por sí solos. Pero la persona también puede tomar antiinflamatorios para aliviar los síntomas más rápidamente.

En todos estos casos, la inflamación es la respuesta natural del organismo a una agresión exterior o a una lesión. Suele remitir una vez completada la curación. Aunque los síntomas de la inflamación aguda pueden ser dolorosos o desagradables, es la prueba de un sistema inmunitario sano y en funcionamiento.

Las fases de la inflamación

La respuesta inflamatoria se produce paso a paso, con la participación de diferentes células del sistema inmunitario que desempeñan funciones especializadas. He aquí un resumen de lo que ocurre:

1. Sustancias extrañas (como bacterias o virus) invaden los tejidos sanos del organismo, causando infecciones y daños. Las células dañadas o lesionadas liberan sustancias químicas que alertan a las células del sistema inmunitario. En efecto, envían señales SOS que conducen a las células inmunitarias al lugar de la infección o lesión.
2. Los macrófagos o histiocitos llegan a la "zona de batalla". Luchan contra los microorganismos invasores.
3. A través del torrente sanguíneo llegan más "soldados". Se trata de los glóbulos blancos o leucocitos, los principales combatientes del sistema inmunitario. A medida que se libra la batalla contra los invasores extraños, los leucocitos liberan más sustancias químicas (como histamina y eicosanoides como

prostaglandinas y leucotrienos). Éstas dilatan los vasos sanguíneos de la zona, permitiendo así un flujo sanguíneo mayor y más rápido y la llegada de más refuerzos leucocitarios. (Este aumento del flujo sanguíneo es responsable de los signos característicos de la inflamación: hinchazón, calor, enrojecimiento y dolor).

4. Las células dendríticas identifican y estudian los microorganismos invasores. Procesan la información y envían señales que alertarán a las células inmunitarias específicas más capaces de destruir ese tipo concreto de microorganismos extraños. Por ejemplo, en el caso de una infección vírica, se "llama" a unas células inmunitarias específicas llamadas linfocitos T CD-8 para que neutralicen los virus invasores, porque esos linfocitos T en concreto están especializados en eliminar virus. Cuando los microorganismos invasores son de otro tipo, se recurre a otros tipos de células inmunitarias.

5. Las células dendríticas también transmiten la información sobre el "enemigo" a las llamadas células de memoria, para futuras consultas. (Así se desarrolla la inmunidad a largo plazo).

6. Más células inmunitarias de combate llegan a la zona de batalla. La lucha continúa. Los microorganismos extraños son destruidos por fagocitosis (son devorados) o citotoxicidad mediada (se les inyectan sustancias químicas que los matan).

7. Cuando los enemigos son destruidos, los leucocitos combatientes abandonan la zona de combate y regresan al torrente sanguíneo.

8. Las células muertas se eliminan o limpian mediante la fagocitosis. Los macrófagos

> realizan la mayor parte de esta limpieza
> ingiriendo desechos y restos de células muertas.
>
> 9. Unas células "maquinadoras" llamadas
> fibroblastos reparan el daño y reconstruyen el
> lugar de la inflamación. Al cabo de un tiempo,
> el lugar vuelve a su estado normal, anterior a la
> inflamación.

Este proceso puede parecer complicado, ya que en él intervienen distintos tipos de células inmunitarias. Cada una tiene una función especializada y todas trabajan juntas de forma estructurada y sistemática. Pero todo el proceso puede ocurrir bastante rápido y terminar en cuestión de minutos, o a veces en unas pocas horas. La inflamación aguda no dura más de unos días.

Una forma más sencilla de entender el proceso inflamatorio es pensar que consta de dos fases: la fase proinflamatoria y la fase antiinflamatoria.

En la primera fase, diferentes células inmunitarias combaten la infección eliminando o neutralizando los microorganismos invasores. Estas células inmunitarias entran en acción en oleadas o tandas sucesivas, cada una de las cuales se basa en el trabajo realizado por la oleada anterior. Las llamadas "células preparatorias" y "células combatientes" son las más activas en esta fase. Es también en esta fase cuando aparecen los síntomas típicos de la inflamación.

La segunda fase (antiinflamatoria) es una inversión del proceso proinflamatorio. Las células inmunitarias se retiran cuando han terminado su trabajo. Comienzan la reparación y la reconstrucción, hasta que el organismo vuelve a su estado anterior de normalidad. Las células más activas en este momento son las llamadas células "limpiadoras" y "reparadoras" del sistema inmunitario.

Debemos mencionar aquí que la mayoría de las células inmunitarias implicadas en el proceso inflamatorio están formadas por ácidos grasos esenciales. Se trata de grasas que el organismo no puede producir por sí mismo, por lo que debemos obtenerlas de los alimentos que ingerimos. Hay dos tipos de grasas esenciales: los omega-3 y los omega-6.

Los ácidos grasos omega-3 intervienen en la fase antiinflamatoria descrita anteriormente, que tiene que ver sobre todo con la reparación y la limpieza. Los ácidos grasos omega-6 intervienen en la fase proinflamatoria, que consiste sobre todo en la lucha activa contra los microorganismos invasores. Otra forma de decirlo es que los omega-3 tienden a *aliviar* o calmar la inflamación, mientras que los omega-6 tienden a aumentarla o incluso a provocarla.

Esta información es útil porque nos ayuda a determinar qué alimentos son útiles para aliviar la inflamación y, por tanto, los síntomas de enfermedades inflamatorias como la artritis reumatoide.

Cuando la inflamación va mal

La inflamación es útil y necesaria para nuestra supervivencia cuando es aguda, es decir, cuando dura poco tiempo mientras repara una lesión o daño en el organismo. Pero la inflamación tiene otra cara: la inflamación crónica e incesante que se prolonga durante muchos días, semanas o incluso meses. Los médicos le dan muchos nombres: *inflamación crónica, inflamación sistémica* e *inflamación de bajo grado.*

Se tiene cuando el cuerpo experimenta de forma continua o repetida alguna lesión o daño que hace que el sistema inmunitario esté en modo de lucha total todo el tiempo. Esto es agotador para el sistema inmunitario y afecta negativamente a todo el organismo.

También puede sufrir una inflamación crónica cuando su sistema inmunitario funciona mal y empieza a atacar a sus propias células sanas, confundiéndolas con patógenos nocivos y extraños. Esta situación se denomina *autoinmunidad.* Da lugar a muchas enfermedades y trastornos médicos, como la artritis reumatoide, la enfermedad de Grave, el lupus, la diabetes de tipo 1, el vitíligo, la psoriasis y la esclerosis múltiple. En total, hay más de 80 de los llamados "trastornos autoinmunes".

Existen otras posibles causas por las que la inflamación puede prolongarse demasiado en nuestro organismo. Estas incluyen:

- Estrés crónico
- Desequilibrios de azúcar en sangre y otros problemas metabólicos
- Factores dietéticos, como el consumo regular de alimentos inflamatorios
- Un problema del sistema inmunitario, como un fallo o avería en el sistema de señalización para que cese la fase 1 (proinflamación) y comience la fase 2 (antiinflamación). Ciertas sustancias

químicas son responsables de indicar al sistema inmunitario que finalice la fase de lucha y comience la fase de reparación y limpieza del proceso inflamatorio. Cuando estas sustancias químicas no hacen bien su trabajo, o se les impide hacerlo por una razón u otra, se produce la inflamación crónica.

- La salud general del sistema inmunitario. Un sistema inmunitario sobreestimulado o hiperfuncionante es muy propicio a causar inflamación crónica.
- La salud general de la persona
- La presencia de determinadas enfermedades o afecciones médicas
- Factores genéticos

En general, la inflamación, ya sea aguda o crónica, consume mucha energía y, por tanto, provoca fatiga. Crea radicales libres, que son sustancias químicas que provocan daños celulares y envejecimiento. La inflamación crónica, en efecto, hace que una persona envejezca más rápido y que las células de su cuerpo se descompongan con mayor rapidez. Se trata de una enfermedad muy poco saludable que afecta gravemente al organismo.

De hecho, la inflamación crónica está implicada como la causa oculta de muchas enfermedades que se han extendido mucho en las últimas décadas. Por nombrar sólo algunas, la inflamación crónica está estrechamente relacionada con las enfermedades cardíacas, los trastornos cardiovasculares, los accidentes cerebrovasculares, las enfermedades crónicas de las vías respiratorias inferiores, el asma, la enfermedad de Alzheimer, los problemas renales, las alergias, la diabetes, el cáncer y muchos tipos de artritis.

Síntomas de inflamación crónica

La inflamación crónica es más difícil de detectar que la aguda, porque sus síntomas son más discretos. Por eso la inflamación crónica se describe a menudo como "inflamación de bajo grado". El dolor, la hinchazón y otros signos que normalmente asociamos a la inflamación no son tan pronunciados o intensos en la inflamación crónica. De hecho, pueden pasar desapercibidos durante mucho tiempo, hasta que la persona desarrolla problemas de salud graves e inconfundibles que su inflamación crónica contribuyó a provocar.

No obstante, debe intentar observar si padece inflamación crónica para poder hacer algo al respecto. Estos son los signos más comunes a los que debes prestar atención:

- Dolores corporales leves
- Congestión de las fosas nasales o de las vías respiratorias
- Fiebre baja
- Infecciones frecuentes
- Rigidez en las articulaciones
- Problemas digestivos frecuentes, que pueden incluir diarrea, síntomas del síndrome del intestino irritable, indigestión y estreñimiento.
- Falta de aliento
- Ojos secos
- Sentirse inexplicablemente cansado la mayor parte del tiempo

Si tiene algunos de estos síntomas y no ve una causa obvia para ellos, considere la posibilidad de consultar a un médico para que le haga pruebas de inflamación crónica. Se le realizará un análisis de sangre para obtener sus niveles de PCR de alta sensibilidad (PCR-as). Además de determinar si padece inflamación crónica, esta prueba también mostrará su riesgo de ictus, cardiopatías y otros problemas cardíacos.

El sistema inmunitario y el intestino

No podemos exagerar la importancia del sistema inmunitario. Obviamente, es una parte esencial del cuerpo que lo protege y defiende contra los microorganismos causantes de enfermedades. Pero debemos comprender que el sistema inmunitario no es inmune en absoluto a los daños. Puede averiarse y funcionar mal de muchas maneras. Por ejemplo, hemos visto que puede desarrollarse una enfermedad llamada autoinmunidad, en la que el sistema inmunitario confunde las células y tejidos del propio cuerpo con invasores extraños y los ataca en consecuencia.

Por lo tanto, debemos tomar medidas para proteger y mantener sano y en buen funcionamiento el sistema inmunitario. Una forma de hacerlo es nutrirlo con los nutrientes que necesita. Principalmente, necesita proteínas, grasas y vitaminas. Una buena dieta que proporciona todo esto es la dieta antiinflamatoria que se explica en los próximos capítulos. Esta dieta no sólo nutre el sistema inmunitario, sino que también evita su sobreestimulación.

Otra cosa que podemos hacer es nutrir el propio sistema digestivo, o intestino. Existe una relación muy directa entre el intestino y el sistema inmunitario. Quizá le sorprenda saber que el 70% de las células que componen el sistema inmunitario se encuentran en el intestino. Las células especializadas que intervienen en la respuesta inflamatoria -incluidos los macrófagos fagocíticos, las células dendríticas, las células plasmáticas, las células T, etc.- se encuentran en el intestino.

Por lo tanto, cuando se tiene un intestino sano, se tiende a tener también un sistema inmunitario sano. Desgraciadamente, también es cierto que si tienes un intestino poco sano, tu sistema inmunitario también podría verse comprometido. La investigación médica ha demostrado que los problemas digestivos podrían muy fácilmente conducir a la artritis, alergias, enfermedades autoinmunes y muchos otros trastornos que normalmente se atribuyen a un sistema inmunológico que no está funcionando tan bien como debería.

Aparte de éstos, los problemas intestinales también contribuyen a los trastornos del estado de ánimo, el autismo, el cáncer, la demencia y otros muchos problemas médicos relacionados con el sistema nervioso. La razón, según los resultados de la investigación, es que el intestino también actúa como nuestro segundo cerebro. Al parecer, el intestino no sólo está estrechamente relacionado con el sistema inmunitario, sino también con el sistema nervioso.

Lo que todo esto nos dice es que la salud intestinal tiene mucho que ver con nuestra salud general. Para estar sanos, debemos mantener el estómago, los intestinos y el resto del aparato digestivo en plena forma. Para ello, debemos seguir una dieta saludable. Resulta que una dieta antiinflamatoria comparte la mayoría de las características de una dieta intestinalmente sana. Ambas dietas recomiendan, entre otras cosas, lo siguiente:

- Comer una gran variedad de alimentos
- Comer mucha fruta, verdura, legumbres y alubias
- Evitar el azúcar, los edulcorantes y los alimentos muy conservados

Hablaremos de ello más adelante, cuando estudiemos en qué consiste una dieta antiinflamatoria en un capítulo posterior.

Capítulo 4: Adoptar un estilo de vida antiinflamatorio: EL PLAN DE CUATRO PASOS

EL PLAN EN CUATRO PASOS

1. Gestionar el estrés

2. Ejercicio

3. Eliminar los alimentos procesados

4. Adopte una dieta antiinflamatoria

A continuación hablaremos de la gestión del estrés y del ejercicio, y la dieta se tratará en profundidad en el próximo capítulo.

Si padece inflamación crónica, o cualquier trastorno inflamatorio como la artritis reumatoide, sin duda puede hacer muchas cosas para mejorar su salud. Puede evitar los desencadenantes habituales de las reagudizaciones introduciendo ciertos cambios en su forma de actuar, por ejemplo modificando su dieta y su nivel de actividad.

He aquí algunos métodos de eficacia probada que muchas personas han encontrado muy útiles para reducir, e incluso posiblemente eliminar, la inflamación crónica.

Controle el estrés en su vida

El estrés crónico es la causa número uno de la inflamación crónica. No sólo provoca inflamación, sino que crea muchos problemas de salud y te causa mucha infelicidad. Si estás sometido a mucho estrés, también afecta negativamente a las personas que te rodean, como tu familia y amigos íntimos, y las personas con las que trabajas. Por lo tanto, tiene mucho sentido que hagas un verdadero esfuerzo por controlar el estrés que tienes en tu vida.

Aunque sea imposible eliminar totalmente el estrés de su vida, puede hacer mucho para mantenerlo bajo control. A continuación te damos algunas recomendaciones que deberías poner a prueba.

1. Realice actividades relajantes, como una afición que le guste, un paseo al aire libre, Tai chi, meditación o yoga.
2. Limita el trabajo, los proyectos y los compromisos a los que dices que sí. Si estás sobrecargado de trabajo o tienes demasiado trabajo, te estresarás. Asume sólo lo que puedas gestionar. Si es necesario, pide ayuda a otras personas si no puedes con todo lo que tienes entre manos.

3. Descansa y duerme lo suficiente.
4. Sigue una dieta equilibrada y nutritiva, o mejor aún, adopta una dieta antiinflamatoria, como se explica en el capítulo siguiente. Si no comes sano, serás más propenso a los efectos nocivos del estrés.
5. Esfuérzate también por tener una vida equilibrada. Participe en actividades sociales, pero no deje de disfrutar también de tiempo a solas. Siga trabajando, pero programe también en su calendario la relajación y el ocio. Incluya en su horario diario o semanal actividades variadas: actividades espirituales o religiosas, actividades para estrechar lazos con su familia o pareja, aficiones o deportes, etc. Es posible que haya oído decir que la variedad le pone sabor a la vida. Sin duda es así, y además mantiene a raya el estrés.

En la lista anterior, el tercer punto -dormir lo suficiente- es de suma importancia. Asegúrate de no descuidarlo. Aquí tienes algunos consejos que te ayudarán a adquirir el hábito de dormir bien todas las noches:

- Duerma y levántese siguiendo un horario regular. Esto significa que debes acostarte por la noche y levantarte por la mañana a la misma hora todos los días. Por ejemplo, duerme a las 9 de la noche y levántate a las 6 de la mañana. Sigue este horario religiosamente. Cúmplelo incluso los fines de semana.
- Utiliza un colchón y almohadas que sean cómodos.
- Relájese durante una hora antes de acostarse. Haga algo relajante como leer, hacer yoga,

meditar o escuchar música suave. No intentes hacer nada estimulante justo antes de meterte en la cama.

- No bebas nada con cafeína por la noche. Esto incluye no solo el café, sino también el té, los refrescos y el cacao.
- Cuando haga su ejercicio diario, hágalo por la mañana o por la tarde. Hacer ejercicio después de cenar mantendrá tu mente y tu cuerpo alerta, y esto te dificultará conciliar el sueño.
- Apaga las luces para que tu dormitorio esté a oscuras. Minimiza también el ruido para que tu dormitorio sea propicio para dormir.
- Utiliza la cama sólo para dormir y practicar sexo. No veas la televisión, leas ni utilices el ordenador portátil mientras estás en la cama.

Haz ejercicio, pero no te excedas

El ejercicio y la actividad física son necesarios para gozar de buena salud. Aunque padezca artritis reumatoide o una enfermedad similar, debe seguir moviéndose. Al ejercitar suavemente las articulaciones, las fortaleces, mantienes su flexibilidad y previenes posibles daños derivados de la inflamación crónica. El ejercicio también previene el aumento de peso y la obesidad, que es otra causa común de inflamación y muchos otros problemas de salud.

Si no está acostumbrado a hacer ejercicio con regularidad, puede empezar simplemente dando un paseo todos los días. Caminar es ideal porque es suave para las rodillas y los tobillos, mantiene las articulaciones en movimiento y es algo que puedes hacer fácilmente todos los días. Para ello no necesitas ser socio de un gimnasio ni ningún equipo especial.

Más adelante, puedes añadir más ejercicios a tu rutina de caminar. Si lo desea, puede realizar ejercicios cardiovasculares de alta intensidad, pero limítelos a entre 15 y 30 minutos. Puedes calibrar cuánto es suficiente observando cómo te sientes después de hacer ejercicio. Si se siente demasiado cansado o le duelen las articulaciones, probablemente ha hecho demasiado. Ajusta la intensidad y la duración de tus ejercicios según sea necesario.

Sentadillas, estocadas, escalada, abdominales y elevación de piernas son algunos de los ejercicios que puedes hacer.

Nadar también es una buena forma de mantenerse activo. Si te apetece, también puedes hacer footing o correr. Como siempre, observa cómo te sientes después para saber si has hecho demasiado.

El yoga es especialmente beneficioso, así que pruébalo siempre que puedas. Las posturas de yoga denominadas Perro boca abajo, Árbol, Mariposa, Loto y Águila son sólo algunos ejemplos de ejercicios de estiramiento y fortalecimiento que harán mucho bien a tus articulaciones y a todo tu cuerpo.

También es muy recomendable el arte marcial tradicional chino llamado tai chi. Es una forma suave de ejercicio que afloja las articulaciones y mejora la flexibilidad y el movimiento. También favorece la relajación y el alivio del estrés.

El ejercicio es maravilloso porque libera "hormonas de la felicidad", como las endorfinas. Es posible que a veces sienta la tentación de hacer más ejercicio y durante más tiempo de lo que está acostumbrado. Hágalo con sensatez, teniendo en cuenta que el exceso de ejercicio puede ser más perjudicial que beneficioso si padece una enfermedad inflamatoria.

La actividad física intensa provoca la creación de radicales libres, que dañan las células. Cada vez que se produce un daño celular, el proceso inflamatorio se pone en marcha, ya que el sistema inmunitario intenta reparar el daño. En otras palabras, hacer ejercicio en exceso favorece la inflamación. Por tanto, hay que evitarlo para prevenir la reagudización de los síntomas artríticos.

Conserva tu energía

Cuando vives con artritis, descubres que no tienes tanta energía como antes, cuando no padecías el trastorno. Es lógico que busques formas de conservar tu energía y no malgastarla. Aquí tienes algunas ideas sencillas para hacerlo:

1. *Planifica con antelación.* Busque atajos que le faciliten el trabajo. Identifique actividades que pueda realizar simultáneamente. Vea si puede omitir o delegar ciertas tareas. Organícese para poder tachar los elementos de su lista de tareas pendientes con la máxima eficacia.
2. *Equilibra la actividad con el descanso.* Nunca intentes hacerlo todo a la vez. Cuando trabajes, intercala algunos descansos entre actividades. Cuando hagas tareas domésticas, no hagas dos

difíciles seguidas; en lugar de eso, alterna una tarea pesada con otra ligera o fácil. A la larga, el ritmo te permitirá realizar más tareas y sentir menos fatiga.

3. *Haz primero lo más importante.* Si tienes que hacer algo hoy, hazlo primero para quitártelo de encima antes de que se te pase la energía o te canses demasiado a lo largo del día.

Mantener un peso saludable

Estudios científicos han demostrado que la inflamación es mayor en personas con sobrepeso u obesidad. La razón puede ser que la grasa corporal contiene glóbulos blancos (WBC o leucocitos), por lo que un aumento de peso incrementa el número de estos WBC que liberan sustancias proinflamatorias.

Para mantener un peso saludable, lo más importante que puedes hacer es adoptar una dieta basada en plantas. Coma sólo alimentos sanos, sobre todo frutas y verduras, y le resultará más fácil perder peso. Este tipo de dieta aumenta la sensación de saciedad, por lo que no apetecen alimentos ricos en carbohidratos que engordan. También aporta fibra, que ayuda a una buena digestión y mantiene el intestino en buen estado.

Tomar suplementos y hierbas antiinflamatorias

Hay una serie de hierbas y enzimas naturales que ayudan a aliviar la inflamación y reducir la gravedad de sus síntomas. Puedes tomar cápsulas o pastillas de estos suplementos, o utilizar la forma natural de las hierbas y especias con tus comidas y bebidas. Si tiene dudas, pida permiso a su médico antes de utilizar estos suplementos y hierbas.

1. Ácidos grasos omega-3, especialmente ácido eicosapentaenoico (EPA) y ácido docosahexaenoico (DHA) - La dosis recomendada es de 1 a 4 gramos diarios de un suplemento mixto EPA/DHA.
2. Coenzima Q10 - Se trata de una enzima similar a una vitamina, que actúa como antioxidante. Tomar de 60 a 100 mg al día.
3. Jengibre o raíz de jengibre - Se trata de una planta antiinflamatoria tradicional utilizada por diferentes culturas de todo el mundo. Tiene muchas otras propiedades beneficiosas. Tiene propiedades antifúngicas y antibacterianas, baja la fiebre, alivia las náuseas y fortalece el corazón. El jengibre fresco es el mejor, pero el jengibre seco también es bueno. Se recomienda tomar de 1 a 2 gramos al día, o de 1 a 3 tazas de té de jengibre.
4. Papaína - Se trata de una enzima procedente de la planta de papaya. La dosis recomendada es de 1500 mg al día.
5. Cúrcuma o curcumina - Se trata de una especia de color naranja brillante, que puede utilizarse para dar sabor a los alimentos. Tomar unos 500 miligramos, de una a tres veces al día, producirá un efecto antiinflamatorio. Es mejor tomarla mezclada con alimentos que en forma de pastillas o comprimidos.
6. Bromelina - Es una enzima vegetal procedente de la piña. Alrededor de 200 a 1.000 miligramos de ella en un día ayuda a aliviar el dolor artrítico.

7. Boswellia o incienso indio - Se recomiendan unos 900 mg al día de este extracto vegetal antiinflamatorio. Puede dividirse en tres dosis de 300 mg cada una.

8. Vitaminas C y D - La dosis máxima de vitamina C es de 2000 mg al día. Para la vitamina D, tome de 500 a 1000 UI al día. La exposición al sol (al menos durante 15 minutos) es importante para la absorción óptima de la vitamina D.

9. NAC (N-acetil cisteína) - Es una forma de aminoácido o proteína. Se recomiendan unos 600 mg una o dos veces al día.

Capítulo 5: Cómo utilizar la nutrición para aliviar la inflamación: Alimentos que se deben consumir y alimentos que se deben evitar en una dieta antiinflamatoria

Como la mayoría de los hábitos saludables, la dieta antiinflamatoria se basa en hechos científicos y en el sentido común. No hay atajos, ingredientes mágicos ni superalimentos que puedan curar milagrosamente el dolor artrítico. No hay "limpieza de tres días", "ayuno de cinco días" ni dietas tan dudosas que eliminen la inflamación del cuerpo. Lo que se necesita es seguir una dieta de alimentos sanos y nutritivos, y evitar los alimentos que se sabe que tienen propiedades tóxicas o inflamatorias.

Nos gusta pensar que la dieta antiinflamatoria consiste en principios sencillos que promueven la buena salud en general y reducen la actividad inflamatoria del organismo en particular. Estos son los principios, o reglas, que componen esta dieta:

1. Come alimentos sanos y variados.
2. Coma una buena grasa omega-3 al día.
3. Come mucha fruta y verdura.
4. Elija sólo grasas insaturadas.
5. Come fuentes saludables de proteínas.
6. Elimine los alimentos refinados y procesados.
7. Come muchos cereales integrales.

Veamos brevemente cada uno de estos principios.

Regla 1: Come alimentos sanos y variados.

La razón es sencilla. Una dieta equilibrada, compuesta por alimentos de los distintos grupos (hidratos de carbono, proteínas, grasas, vitaminas y minerales), garantiza que no te falte ningún nutriente. Si, por ejemplo, escatimas en hidratos de carbono, como hacen muchas personas que siguen una dieta de adelgazamiento, te faltará energía. Si no tomas suficientes proteínas, no te curarás bien y, si eres niño, tus huesos y músculos no se desarrollarán como deberían.

Debemos hacer hincapié aquí en la palabra "sano". No debes comer cualquier fuente de nutrientes. Asegúrate de comer opciones sanas y saludables.

Regla 2: Coma una buena grasa omega-3 al día

Se ha demostrado que los ácidos grasos omega-3 tienen un efecto muy positivo en nuestra salud. Hace que el corazón esté sano, reduce las obstrucciones en los vasos sanguíneos, nos ayuda a mantener una buena tensión arterial, aumenta la cognición, reduce el riesgo de diabetes y hace muchas otras cosas por nuestra salud. Pero lo más importante para nosotros es que disminuye la inflamación.

Hay tres ácidos grasos omega-3 que debe incluir en su dieta. Estos son:

- EPA (ácido eicosapentaenoico): se encuentra sobre todo en los aceites de pescado. Las fuentes más comunes son el salmón, la caballa, el atún rojo y el arenque.
- DHA (ácido docosahexaenoico): también presente en los aceites de pescado. Los bebés lo necesitan para desarrollarse correctamente, y los ancianos para mantener la agudeza mental.
- ALA (ácido alfa-linolénico): se encuentra en los aceites vegetales y se convierte en EPA y DHA al ser digerido por el organismo. Las fuentes incluyen semillas de lino, nueces, soja y canola.

Regla 3: Come mucha fruta y verdura.

Prácticamente todas las dietas saludables fomentan el consumo generoso de frutas y verduras. Estos alimentos naturales son la base de toda dieta saludable, incluida la dieta antiinflamatoria.

Intenta comer al menos siete raciones de fruta y verdura al día. Cómelas no sólo durante las comidas, sino también como tentempié. Son el sustituto perfecto de la comida rápida poco saludable. Por ejemplo, come palitos de zanahoria en lugar de patatas fritas, y cómete una manzana cuando tengas antojo de algo dulce.

Las frutas y verduras más recomendables son: cítricos (naranjas, pomelos, limas, limones), cerezas, tomates y bayas (fresas, arándanos); verduras crucíferas (coliflor, col rizada, col, brécol, coles de Bruselas, col china); y verduras de hoja verde (lechuga, hojas de mostaza, espinacas, acelgas).

Regla 4: Elija sólo grasas insaturadas

Debes consumir grasas, pero sólo del tipo insaturado, que ayuda a reducir el nivel de colesterol. Puedes consumir grasas *monoinsaturadas,* como el aceite de oliva, o *poliinsaturadas,* como las de los aceites de girasol, maíz, cártamo y soja.

Evite las grasas saturadas o "grasas malas" que aumentan sus niveles de LDL. Algunos ejemplos son las que se encuentran en la mantequilla, las carnes grasas, el queso, la leche entera, el helado, la nata, el aceite de coco, el aceite de palma y el aceite de palmiste. Por desgracia, éstas son las grasas sabrosas que a la mayoría de nosotros nos encantan. Si no te queda más remedio, puedes comer un poco de estas grasas, pero sólo una cantidad limitada.

Evite también las grasas trans. Éstas se encuentran en los donuts, las patatas fritas, las margarinas, las galletas saladas, las galletas dulces, la mayoría de los alimentos fritos y los alimentos procesados. De nuevo, se trata de deliciosas fuentes de grasas que debería eliminar de su dieta. Son el peor tipo de grasas.

Regla 5: Come fuentes saludables de proteínas.

Entre ellos están el pescado, las aves, las carnes magras, las legumbres, los frutos secos y los cereales integrales. Son los que contienen menos grasas animales. Las proteínas son especialmente importantes porque los aminoácidos que contienen son los componentes básicos de las células inmunitarias de nuestro organismo. Las proteínas son absolutamente necesarias para el buen funcionamiento del sistema inmunitario.

Regla 6: Elimine los alimentos refinados y procesados.

Entre ellos están el azúcar refinado, la harina y el arroz, que son calorías vacías. Mantén estos alimentos y los siguientes fuera de tu dieta:

- Harina blanca, arroz blanco, pan blanco, pasta blanca
- Comidas congeladas o preenvasadas
- Todos los refrescos, incluidos los dietéticos y los energéticos
- Zumos con azúcar
- Frituras
- Fichas
- Galletas y pasteles
- Galletas envasadas o enlatadas
- Margarina
- Mayonesa

Regla 7: Come muchos cereales integrales.

Se trata de los panes y cereales marrones, nutritivos y "sin refinar" que la gente consideraba inferiores a los alimentos "refinados". Debe saber que los alimentos refinados contienen muy poco valor nutritivo; se han procesado aparentemente para eliminar las impurezas que contienen, pero lo que ocurrió fue que la mayor parte de su valor nutritivo se "refinó" directamente de ellos.

Así que en lugar de comer pan blanco, elige pan integral, sin refinar. Los cereales integrales no sólo son más nutritivos, sino también más naturales y sabrosos. Contienen antioxidantes, vitaminas, fibra, magnesio, hierro y fitoquímicos que combaten las enfermedades.

Algunos ejemplos son el trigo integral, el arroz, la avena, la cebada, las semillas de quinoa y otros cereales cuando se consumen en su variedad "integral".

Pueden ser deliciosos, pero hacen más mal que bien. Causan obesidad, diabetes de tipo 2, problemas de corazón y enfermedades cardiovasculares, y muchas otras.

Alimentos que se deben comer y evitar en la dieta antiinflamatoria

Conocer los siete principios de una dieta antiinflamatoria es un buen comienzo, pero debe saber qué alimentos debe evitar o limitar en su dieta y cuáles debe consumir en mayor cantidad. Los enumeraremos en esta sección a modo de *guía general*. Esto significa que no es una obligación absoluta que comas o evites estos alimentos. Tenga en cuenta que estos alimentos **tienden** a calmar o aumentar la actividad inflamatoria de su organismo. Por sí solos, estos alimentos no causan ni detienen la inflamación.

A. Alimentos que deben evitarse o limitarse

- *Azúcar y edulcorantes artificiales*

- o Todos los refrescos, dietéticos o normales
  - o Caramelos
  - o Alimentos con etiquetas o ingredientes como jarabe de maíz, fructosa, dextrosa, galactosa, jarabe dorado, jarabe de sorgo y similares. (El sufijo -osa significa azúcar).

- *Fruta mohosa*: uvas viejas, frambuesas, fresas y melón con moho de la cosecha.

- *Bebidas alcohólicas:* cerveza, vino, licores

- *Carnes rojas y carnes comerciales o procesadas* - ternera, cerdo, carnes ahumadas, charcutería (salchichas, perritos calientes, etc.)

- *Aceite de cocina procesado* - aceite de maíz, aceite de semilla de uva, aceite de girasol, aceite de cártamo, aceite de semilla de algodón

- *Pan, bollería y cereales refinados*
  - o Arroz blanco y pan blanco
  - o Pasta blanca
  - o Cereales en caja
  - o Galletas y pasteles
  - o Fideos

- *Productos lácteos*
  - o Mantequilla
  - o Queso
  - o Leche

- *Grasas trans*
  - o Comida frita

- o Productos comerciales de panadería
  - o Comida rápida

- *Maíz y productos derivados:* cereales de maíz, patatas fritas de maíz, pan de maíz, jarabe de maíz con alto contenido en fructosa.

- *Granos con gluten:* cebada, pan, centeno, trigo, dulces, cereales, pasta

- *Café*

B. Alimentos que hay que comer más

- *Aceites sin refinar, prensados en frío* - Aceite de aguacate, aceite de coco, aceite de oliva, aceite de semillas de mostaza, aceite de semillas de sésamo.

- *Frutas y verduras frescas*

- *Sustitutos de la leche* - Leche de arroz integral, leche de almendras, leche de arroz, leche de semillas de cáñamo.

- *Cereales sin gluten* - Trigo sarraceno, arroz integral, quinoa, mijo

- *Frutos secos y algunas semillas - Semillas* de calabaza, chía, cáñamo y lino; almendras, nueces, nueces de Brasil y nueces de macadamia. Cabe destacar que las semillas de chía y de lino contienen las mayores cantidades de ácidos grasos omega-3 entre todas las plantas.

- *Judías y legumbres* -- Garbanzos, alubias rojas, soja

- *Productos de soja* - Soja ecológica, tofu, tempeh

- *Probióticos*

- *Edulcorantes naturales* - Jarabe de arroz integral, stevia, jarabe de coco, miel

- *Chocolate de cacao en polvo crudo y sin procesar*

- *Té verde*

Entre las frutas y verduras frescas, los principales alimentos antiinflamatorios son los siguientes:

- Bayas como arándanos, cerezas, arándanos rojos, fresas, bayas de acai - Contienen fitoquímicos con propiedades antioxidantes y antiinflamatorias.
- Cítricos - Los limones, las limas y las naranjas contienen mucha vitamina C, que ayuda a reducir la inflamación.
- Frutas tropicales como la guayaba, el kiwi, la papaya y la piña - La guayaba es muy rica en vitamina C y licopeno. El kiwi y la papaya también son ricos en vitamina C. La piña tiene una sustancia llamada bromelina, una potente sustancia química antiinflamatoria.
- Otras frutas como manzanas, aguacates y ruibarbo
- Verduras Allium, concretamente ajos, cebollas, puerros y chalotas

- Verduras crucíferas como la col, los nabos, la col rizada y las coles de Bruselas
- Verduras de raíz, como remolachas, zanahorias, colinabos, jícamas y boniatos.
- Calabacines, calabazas y pepinos
- Otras verduras como apio, champiñones, aceitunas y espinacas

Mención especial merecen las frutas y verduras denominadas "solanáceas", entre las que se incluyen las siguientes:

- Berenjenas
- Patatas
- Bayas de Goji
- Okra
- Tomates y tomatillos
- Pimientos (cayena, campana, guindilla, pimentón)

Estos alimentos vegetales contienen grandes cantidades de vitamina C y antioxidantes, por lo que se creía que eran útiles para reducir la inflamación. Sin embargo, estudios recientes demuestran que en realidad pueden provocar inflamación en lugar de reducirla, sobre todo entre las personas que padecen artritis. Hay muchos informes anecdóticos de personas con artritis que afirman que el consumo de estas frutas y verduras aumentó la gravedad del dolor y la inflamación de sus articulaciones.

El consenso actual es que las solanáceas afectan a las personas de forma diferente. Por lo tanto, se aconseja que las personas con artritis las eliminen de su dieta durante un periodo de prueba de uno o dos meses. Tras este periodo, pueden reintroducir estos alimentos en su dieta poco a poco, de uno en uno, para averiguar si alguno de ellos agrava los síntomas de la inflamación.

Capítulo 6: Recetas de muestra para una dieta antiinflamatoria

En este capítulo encontrarás algunas recetas antiinflamatorias que puedes probar. Incluyen recetas de bebidas, aperitivos y platos principales para el desayuno, la comida y la cena. Puede encontrar muchas otras recetas similares en Internet, lo que le animamos a hacer para que pueda disfrutar de una variedad de platos sanos y deliciosos que no le causarán ningún brote de síntomas inflamatorios.

A la hora de preparar planes de comidas y cocinar, basta con consultar la lista de alimentos recomendados en el capítulo anterior. La idea general es elegir sobre todo frutas y verduras, alimentos integrales y buenas fuentes de ácidos grasos omega-3. Ten en cuenta también qué alimentos debes evitar. Mantente alejado de los azúcares añadidos, los conservantes, los alimentos procesados y las grasas trans. Básicamente, todo se reduce a elegir bien qué comer.

RECETAS

BEBIDAS

Té con leche dorada

La curcumina es el principal compuesto beneficioso de la cúrcuma. Para aumentar la absorción de curcumina en el organismo, la cúrcuma suele combinarse con pimienta negra. Como la curcumina es liposoluble, cocinarla en aceite o combinarla con alimentos ricos en grasa, como la leche de coco utilizada en esta bebida cremosa, aumentará su biodisponibilidad.

Para 4 raciones

Cada porción contiene:

- 50 calorías
- 0 g de proteínas
- 5 g de grasa (0 g de saciedad)
- 14 g de carbohidratos
- 5 mg de sodio
- 220 mg de calcio
- 1 g de fibra

Ingredientes:

- 4 tazas de bebida de leche de coco natural o de vainilla o leche de almendras
- 1½ cucharaditas de cúrcuma molida
- 1 cucharadita de jengibre molido
- ¾ cucharadita de canela molida
- Una pizca de pimienta negra recién molida

- Néctar de agave o sirope de arce

Instrucciones:

- Poner la leche, la cúrcuma, el jengibre, la canela y la pimienta en un cazo mediano y remover para mezclar.
- Cocer a fuego medio, removiendo de vez en cuando, hasta que esté caliente pero sin hervir, unos 5 minutos.
- Endulzar con néctar de agave al gusto. Sírvalo inmediatamente. Guarde el té sobrante en un recipiente hermético en el frigorífico.

Batidos especiales

Las tres recetas de batidos especiales que aparecen a continuación son estupendas no sólo para combatir la inflamación, sino también para los fines específicos indicados. Simplemente mezcle todos los ingredientes en una licuadora hasta que estén bien combinados. A continuación, viértalos en un vaso grande y ¡a disfrutar!

1. Batido potenciador de la memoria

- 1 taza de arándanos congelados
- ¾ de taza de agua
- ½ taza de papaya congelada o ½ pera madura
- ½ taza de tallos de brécol picados
- ½ taza de yogur natural sin azúcar o kéfir
- 1 cucharada de miel cruda

2. Batido que mejora el estado de ánimo

- 2 tazas de espinacas
- 1 taza de bayas mixtas frescas o congeladas
- 1 taza de leche de soja sin azúcar
- ½ plátano maduro
- 2 cucharadas de semillas de cáñamo
- 1 cucharada de mantequilla de almendras

3. Batido energizante

- 1 pera madura sin corazón ni piel
- 1 remolacha con piel, bien raspada y rallada
- 1 taza de hojas de remolacha
- 1 zanahoria picada
- ½ cucharadita de jengibre fresco picado

- 1 taza de agua
- ½ taza de cubitos de hielo (opcional)

PLATOS PRINCIPALES

Revuelto de tofu al estilo indio

En esta versión vegana de huevos revueltos, el curry en polvo añade sabor y un tinte amarillo al tofu desmenuzado, que se cocina junto con cebolla roja, tomates y espinacas.

Para 4 raciones

Cada porción contiene:

- 236 calorías
- 21 g de proteínas
- 14 g de grasa (5 g saturada)
- 8 g de carbohidratos
- 162 mg de sodio
- 164 mg de calcio
- 2 g de fibra

Ingredientes:

- 1 libra de tofu extra firme
- 2 cucharadas de copos de levadura nutricional
- 1 cucharada de tamari reducido en sodio
- 1 cucharadita de curry en polvo, o ½ cucharadita de cúrcuma molida
- ½ taza de cebolla roja picada
- 1 cucharada de ajo picado
- 1 cucharada de aceite de coco u otro aceite
- 1 taza de tomates cortados en dados

- 3 tazas de espinacas tiernas, ligeramente compactadas
- ¼ taza de cilantro fresco picado, ligeramente envasado
- Sal marina
- Pimienta negra recién molida

Instrucciones:

- Desmenuce el tofu en un bol pequeño con los dedos. Añade la levadura nutricional, el tamari y el curry en polvo y remueve hasta que se mezclen bien.
- Pon la cebolla, el ajo y el aceite en una sartén grande de hierro fundido o antiadherente y cocina a fuego medio-alto, removiendo de vez en cuando, durante 2 minutos. Añade la mezcla de tofu y los tomates y cocina, removiendo de vez en cuando, durante 8 minutos.
- Añada las espinacas y el cilantro y cocine, removiendo de vez en cuando, hasta que las espinacas se hayan marchitado y las demás verduras estén tiernas, de 1 a 2 minutos. Sazone con sal y pimienta al gusto. Servir caliente.

Smoothie Bowl de superalimentos

¡Cambia la pajita por una cuchara! Lleve su batido al siguiente nivel transformándolo en un llamativo smoothie bowl. Solo tienes que preparar un batido muy espeso, verterlo en un bol grande y decorarlo con tus ingredientes crujientes y masticables favoritos, además de bayas frescas o congeladas o fruta cortada en dados.

Para 1 ración

Cada porción contiene:

- 607 calorías
- 15 g de proteínas
- 24 g de grasa (3 g saturada)
- 92 g de carbohidratos
- 200 mg de sodio
- 396 mg de calcio
- 19 g de fibra

Ingredientes:

- 1 plátano congelado, cortado en trozos
- 1 taza de verduras de hoja verde con tallo, ligeramente envasadas
- ½ taza de leche natural no láctea
- 1 cucharada de mantequilla de frutos secos o semillas
- 1 cucharadita de semillas de chía
- 1 cucharadita de semillas de lino molidas o harina de lino

- 1 paquete (2 onzas) de puré de açaí congelado, o
  1 cucharadita de açaí en polvo
- 1 cucharadita de espirulina o chlorella en polvo
  (opcional)
- ½ taza de fruta cortada en dados o en rodajas,
  ⅓ taza de bayas frescas o 2 cucharadas de
  granos de granada
- 2 cucharadas de frutos secos enteros o
  troceados
- 2 cucharadas de frutos secos picados o 1
  cucharada de semillas crudas

Instrucciones:

- Ponga el plátano, las verduras de hoja verde, la
  leche, la mantequilla de frutos secos, las
  semillas de chía, las semillas de lino, el puré de
  açai y el polvo de espirulina opcional en una
  batidora y procéselos hasta obtener una mezcla
  homogénea. Raspar la jarra de la batidora y
  procesar durante 15 segundos más. La mezcla
  debe quedar muy espesa, con una consistencia
  similar a la de un helado cremoso.
- Pasar a un bol y cubrir con la fruta fresca, los
  frutos secos y las nueces. Sírvalo
  inmediatamente.

Ensalada de desayuno Sunny-Side Up

Desayunar ensalada puede sonar raro, pero merece la pena probarlo. Esta receta poco habitual utiliza un puñado de verduras de hoja verde echadas en un bol, a las que se añade yema de huevo como aliño sencillo pero nutritivo. (Para darle más sabor, puedes añadir más verduras, como champiñones, pimientos y puerros. Saltéelas primero y luego póngalas encima de las verduras de hoja verde).

Para 1 ración

Ingredientes:

- 2 tazas de hojas de espinacas (u hojas de col rizada)
- 2 huevos
- 1 cucharada de aceite de oliva
- ¼ cucharadita de pimienta negra
- ¼ cucharadita de sal
- ¼ taza de agua

Instrucciones:

- Colocar las verduras en un bol. Añada el aceite y los condimentos (sal y pimienta).
- Vierta agua en una sartén pequeña y llévela a ebullición.
- Casca los dos huevos en la sartén. Pon la tapa y cocina a fuego medio durante unos 4 minutos (cuando estén hechos, las yemas deben estar aún líquidas, mientras que las claras deben volverse opacas).
- Coloca suavemente los huevos sobre las verduras en el bol. Con un tenedor, pincha las

yemas para que se mezclen con el aceite y se
conviertan en un delicioso aliño para la
ensalada.

Flapjacks de quinoa con crema de canela y anacardos

Es una forma estupenda de evitar el gluten y, a la vez, poder disfrutar de un desayuno tipo tortita. Es mucho más nutritivo que algunas de las mezclas para hornear sin gluten.

Para 6 raciones

Ingredientes:

Para las tortitas:

- 1 taza de quinoa, enjuagada y bien escurrida
- 2 cucharadas de semillas de chía
- 1½ cucharaditas de levadura en polvo
- ¼ cucharadita de bicarbonato sódico
- ¼ cucharadita de sal marina
- 1½ tazas de leche de soja o de almendras sin azúcar
- 2 huevos grandes, ligeramente batidos
- 1 pera, pelada y rallada
- 2 cucharadas de sirope de arce puro
- 2 cucharaditas de aceite de coco

Para la crema de anacardos:

- 1 taza de anacardos crudos
- 2 cucharaditas de miel cruda
- 2 cucharaditas de canela molida
- ½ cucharadita de extracto de vainilla
- ½ taza de agua

Instrucciones:

- Para hacer las tortitas, tuesta la quinoa en una sartén seca a fuego medio, removiendo de vez en cuando, durante unos 7 minutos. Retire la quinoa del fuego cuando empiece a hacer ruido. Dejar enfriar 10 minutos antes de pasarla a un procesador de alimentos. Añada las semillas de chía y bata la mezcla hasta obtener una consistencia harinosa.
- Pasar la harina a un bol y añadir la levadura en polvo, el bicarbonato y la sal. Añada la leche de soja, los huevos, la pera y el sirope de arce, mezclando bien los ingredientes.
- Calentar el aceite en una sartén antiadherente a fuego medio. Con un cucharón pequeño, vierta aproximadamente ¼ de taza de la masa de las tortitas en la sartén para cada tortita y extiéndala en círculos de 3 pulgadas. Cocine tres tortitas a la vez, teniendo cuidado de no amontonarlas. Cocine de 1 a 2 minutos, o hasta que empiecen a formarse burbujas. Dé la vuelta a las tortitas y cocínelas durante otros 2 minutos o hasta que estén doradas por ambos lados. Repita la operación con el resto de la masa.
- Mientras tanto, preparar la crema de anacardos. En un procesador de alimentos, mezcle los anacardos, la miel, la canela y la vainilla. Con el motor en marcha, añade poco a poco el agua y bate hasta que tenga la textura de la crema de cacahuete.

- Para servir, colocar uno o dos flapjacks en cada plato y cubrir con una generosa porción de crema de anacardos.

Curry de judías negras y calabaza

Grandes dados de calabaza se cuecen en caldo de verduras, leche de coco y pasta de curry para crear la deliciosa base de este curry dulce y picante. La adición de última hora de alubias negras, pimiento rojo y cilantro aporta un delicioso contraste de color y sabor. Sirva el curry solo o sobre su cereal cocido favorito.

Para 6 raciones

Cada porción contiene:

- 146 calorías
- 5 g de proteínas
- 7 g de grasa (6 g saturada)
- 22 g de carbohidratos
- 354 mg de sodio
- 49 mg de calcio
- 5 g de fibra

Ingredientes:

- 1 cebolla amarilla, cortada en dados
- 1 cucharada de aceite de coco u otro aceite
- 1 cucharada de pasta de curry rojo o verde
- 1 calabaza pequeña (de 3 a 4 libras), pelada, sin semillas y cortada en dados de 1½ pulgadas
- 1½ tazas de caldo vegetal bajo en sodio
- 1 lata (14 onzas) de leche de coco light
- 1 lata (15 onzas) de alubias negras, escurridas y enjuagadas
- 1 pimiento rojo, cortado en dados
- ⅓ taza de cilantro fresco picado o albahaca tailandesa, ligeramente envasada

* Zumo de 1 lima
* Sal marina
* Pimienta negra recién molida

Instrucciones:

* Poner la cebolla y el aceite en una olla grande y cocer a fuego medio, removiendo de vez en cuando, durante 5 minutos. Añade la pasta de curry y cocina un minuto removiendo de vez en cuando.
* Añadir la calabaza, la leche de coco y el caldo, y remover para mezclar. Llevar a ebullición a fuego alto. Tapar, bajar el fuego y cocer a fuego lento durante 15 minutos.
* Añadir el pimiento y las judías. Cocer a fuego lento, removiendo de vez en cuando, hasta que las verduras estén tiernas. Retire del fuego. Añada el cilantro y el zumo de lima. Sazone con pimienta y sal al gusto. Servir caliente.

Cazuela de coliflor con macarrones y queso

La coliflor al vapor por sí sola es algo sosa y aburrida. Pero cuando se baña en una salsa de queso con anacardos, se transforma en una deliciosa cazuela de macarrones con queso sin pasta que encantará a grandes y pequeños.

Para 4 raciones

Cada porción contiene:

- 798 calorías
- 43 g de proteínas
- 49 g de grasa (7 g saturada)
- 56 g de carbohidratos
- 992 mg de sodio
- 110 mg de calcio
- 19 g de fibra

Ingredientes:

- 1 cabeza grande (de 2½ a 3 libras) de coliflor, cortada en ramilletes
- ⅔ taza de agua
- Sal marina
- Pimienta negra recién molida
- 3 tazas de salsa de queso y anacardos o salsa de queso y nachos picante
- ⅔ taza de nueces crudas picadas gruesas
- 2 cucharadas de perejil fresco picado
- Pimentón dulce o ahumado

Instrucciones:

- Precaliente el horno a 375 grados F. Engrase ligeramente un molde para hornear de 11 x 7 pulgadas o rocíelo con aceite en aerosol.
- Pon la coliflor y el agua en una olla grande. Tapar y cocer a fuego medio-alto hasta que la coliflor esté tierna. Escúrrala y pásela a un bol grande. Sazonar con sal y pimienta al gusto.
- Añadir la salsa de queso y anacardos y remover hasta que se distribuya uniformemente. Transfiera la mezcla al molde preparado. Hornee durante 20 minutos.
- Retirar del horno. Esparcir las nueces y el perejil sobre la mezcla de coliflor. Espolvorear un poco de pimentón por encima. Hornear de 10 a 15 minutos más, hasta que las nueces estén aromáticas y doradas.

Variante: Sustituye la coliflor fresca por 2 paquetes (16 onzas cada uno) de ramilletes de coliflor congelados, descongelados.

Pasta al pesto con salmón

Para 6 raciones

Cada porción contiene:

- 378 calorías
- 6 g de grasa
- 34 mg de colesterol
- 32 mg de sodio
- 57 g de hidratos de carbono
- 2 g de fibra alimentaria
- 17 g de proteínas

Ingredientes:

- 16 onzas de pasta de arroz integral
- 3 cucharadas de pesto (véase la receta más abajo)
- 2 tazas de salmón rojo del Pacífico cocido en copos
- 1 taza de espinacas tiernas
- 1 cucharada de queso parmesano recién rallado (opcional)

Instrucciones:

- Cocer la pasta en agua hirviendo según las instrucciones del paquete. Escurre la pasta y colócala en un bol grande.
- Añadir el pesto a la pasta cocida y remover para mezclar.
- Cubrir la pasta con las espinacas y el salmón, y espolvorear con queso parmesano (si se desea).

Para el pesto:

Ingredientes:

- 1 taza de hojas de albahaca fresca
- 3 dientes de ajo machacados
- 1 cucharada de piñones o nueces
- 2 cucharadas de aceite de oliva virgen extra

Instrucciones:

- Mezcle la albahaca, el ajo y los piñones o nueces
  en un robot de cocina. Vierta el aceite de oliva
  mientras se procesa la mezcla de albahaca.
  Puede guardar el pesto en el frigorífico hasta
  una semana.

Salsa de papaya con mero al limón

Para 4 raciones

Cada porción contiene:

- 322 calorías
- 24 gramos de hidratos de carbono
- 7 gramos de grasa
- 10 gramos de proteínas

Salsa de Papaya Ingredientes:

- ¼ taza de cilantro
- 1 cucharada sopera de zumo de lima
- 1 guindilla finamente picada
- ½ cebolla finamente picada
- ½ pimiento rojo finamente picado
- 1 taza de papaya picada

Ingredientes del adobo:

- 2 cucharadas de zumo de limón fresco
- Medio limón rallado para la ralladura de limón
- ¼ taza de cilantro
- 1 cucharadita de pimienta negra
- 1 cucharada sopera de aceite de oliva

Ingredientes adicionales:

- Seis filetes de fletán de 6 oz.
- 3 bulbos de hinojo cortados en rodajas
- 2/3 de taza de agua
- 9 granos de pimienta negra

Instrucciones:

- Empieza preparando la salsa. Pon el cilantro picado, la papaya cortada en dados, los pimientos, la cebolla, el jalapeño y el zumo de limón exprimido en un bol pequeño. Mezcle y tape. Guárdela en el frigorífico.
- Preparar la marinada. En un bol mediano, vierta el zumo de limón, la ralladura de limón, el aceite, el jengibre, la pimienta y el cilantro. Deje que esta mezcla se asimile durante unas dos horas. Transcurridas las dos horas, coloque los filetes de fletán en una sartén. Vierta la marinada sobre los filetes y cúbralos. Deje marinar los filetes en el frigorífico durante una media hora.
- Precaliente el horno a 350 F. En una cacerola con 2/3 de taza de agua, ponga a cocer los bulbos de hinojo cortados en rodajas. Cocine durante sólo ocho minutos. A continuación, saque el mero de la nevera y hornéelo en el horno precalentado durante sólo cinco minutos. Déles la vuelta y hornéelos otros cinco minutos. Coloque una capa de hinojo en cada plato de servir y ponga el trozo de mero encima del hinojo. Rocía con la salsa de papaya por encima. Disfruta de este plato rico en proteínas y vitaminas.

Arroz con leche y semillas de granada

Este delicioso postre tarda unos 15 minutos en prepararse y de 30 a 40 minutos en cocinarse.

Para 4 raciones

Cada porción contiene:

- 444 calorías
- 23 g de grasa
- 10 mg de sodio
- 62 g de hidratos de carbono
- 7 g de fibra alimentaria
- 7 g de proteínas

Ingredientes:

- 1 taza de arroz basmati
- 1 taza de agua
- 1 taza de leche de coco
- 2 cucharadas de semillas de cardamomo molidas
- 2 cucharadas de canela, divididas
- ½ taza de nueces picadas
- 1 granada entera, sin pepitas

Instrucciones:

- Enjuagar y escurrir el arroz.

- Poner el arroz en un cazo. Añadir el agua, la leche de coco, el cardamomo y 1 cucharada de canela.
- Llevar la mezcla a ebullición a fuego medio. Bajar el fuego y cocer el arroz, tapado, de 30 a 40 minutos o hasta que esté tierno.
- Repartir el arroz con leche en cuatro cuencos. Cubrir cada cuenco con 2 cucharadas de nueces picadas, 1 o 2 cucharadas de granos de granada y una pizca de canela o al gusto.

Consejo:

Para despepitar la granada con mayor facilidad y limpieza, corte la corona de la fruta y corte la pulpa en cuartos, con cuidado de no perforar los granos. Sumerja la granada en un recipiente con agua y separe con cuidado la fruta por las perforaciones. Con las manos aún en el agua, separar las semillas de la membrana y de la pulpa.

Peras al horno con sirope de jengibre

Esta receta requiere 15 minutos de preparación y de 10 a 15 minutos más de cocción.

Para 4 raciones

Cada porción contiene:

- 114 calorías 114
- 0 g de grasa
- 7 mg de sodio
- 28 g de hidratos de carbono
- 1 g de proteínas

Ingredientes:

- 4 peras firmes, peladas, sin corazón y cortadas por la mitad
- 2 cucharadas de miel cruda sin procesar
- 2 cucharadas de sirope de jengibre (véase la receta siguiente)
- 1 cucharadita de canela

Instrucciones:

- Precaliente el horno a 375 grados. Rocíe una fuente de cristal para hornear con un poco de agua y, a continuación, fórrela con papel pergamino cortado a la medida del fondo de la fuente.
- Coloque las mitades de pera, con el corte hacia abajo, en el fondo de la fuente de horno forrada. Hornea las peras de 10 a 15 minutos o hasta que se ablanden.

- Mientras se hornean las peras, mezcle la miel y el sirope de jengibre.
- Colocar dos mitades de las peras cocidas en cada plato. Vierta 1 o 2 cucharadas de la mezcla de sirope sobre cada mitad y espolvoree las peras con canela.

Para el sirope de jengibre

Ingredientes:

- Jengibre fresco de 2,5 cm
- ½ taza de agua
- 2 cucharadas de miel cruda sin procesar

Instrucciones:

- Pelar y cortar en rodajas finas el trozo de jengibre fresco.
- Poner el jengibre, el agua y la miel en un cazo pequeño. Cocer a fuego medio-bajo durante 15 minutos o hasta que espese y adquiera la consistencia de un sirope.

Consejo:

Puedes guardar el sirope de jengibre que no utilices en la nevera durante unos días. Rocíalo sobre fruta fresca, úsalo en tostadas como harías con la miel o mézclalo con granola para darle más sabor.

Aperitivo de hummus con ajo

Los garbanzos son una excelente fuente de fibra y proteínas para una merienda perfecta.

Para 8 raciones

Cada porción contiene:

- 150 calorías
- 21 g de hidratos de carbono
- 6 g de grasa
- 4,5 g de proteínas

Ingredientes:

- 3 tazas de garbanzos
- 6 cucharadas de zumo de limón
- ½ cucharadita de ajo picado
- 8 cucharaditas de aceite de oliva
- Palitos de apio, zanahorias o pimientos rojos en rodajas para mojar el aperitivo

Instrucciones:

- Empiece poniendo los garbanzos, el zumo de limón, el ajo picado y el aceite de oliva en un robot de cocina. Bata a velocidad alta hasta obtener la consistencia deseada.
- Guárdelo en un recipiente hermético y sírvalo frío con las verduras para mojar que prefiera.

<u>*Manzanas asadas con nueces y canela*</u>

Esta sencilla receta tarda 10 minutos en prepararse y entre 20 y 30 minutos en cocinarse.

Para 6 raciones

Cada porción contiene:

- 224 calorías
- 7 g de grasa
- 2 mg de sodio
- 38 g de hidratos de carbono
- 5 g de proteínas

Ingredientes:

- ½ taza de nueces picadas
- 2 cucharadas de dátiles picados
- 1½ tazas de avena de cocción rápida certificada sin gluten
- 1 cucharada de canela
- ½ cucharadita de nuez moscada
- 1 cucharadita de extracto puro de vainilla
- ¼ taza de sirope de arce
- 4 manzanas peladas, descorazonadas y cortadas en rodajas

Instrucciones:

- Precaliente el horno a 300 grados. Rocía una fuente de cristal para hornear con un poco de agua y luego fórrala con papel pergamino cortado a la medida del fondo de la fuente.

- Mezclar las nueces, los dátiles, la avena, la canela, la nuez moscada, la vainilla y el sirope de arce en un bol pequeño.
- Colocar las rodajas de manzana en el fondo de la fuente de horno forrada. Cubra las manzanas con la mezcla de avena.
- Hornear de 20 a 30 minutos o hasta que las manzanas estén blandas.

Conclusión

La artritis reumatoide, a pesar de estar muy extendida, sigue siendo una enfermedad misteriosa cuya causa definitiva aún se desconoce. La ciencia moderna tampoco ha encontrado aún una cura definitiva para ella. Pero sabemos que se trata de un trastorno autoinmune e inflamatorio. Sabiendo esto, también entendemos que reducir la inflamación y reforzar el sistema inmunitario son las claves para tratar el trastorno.

Una persona con artritis reumatoide puede encontrar alivio utilizando los muchos remedios y tratamientos disponibles. Puede buscar ayuda médica profesional y tomar medicamentos recetados por el médico para aliviar los síntomas de la inflamación. También puede adoptar una dieta antiinflamatoria, que le ayudará enormemente a prevenir los brotes sintomáticos. Esta dieta también puede poner la enfermedad en remisión, especialmente cuando se practica junto con las actividades que componen un "estilo de vida antiinflamatorio", como se describe en este libro.

Una dieta antiinflamatoria es sana, totalmente natural y beneficiosa para todo el mundo, no sólo para las personas que padecen artritis reumatoide. Prescribe ciertos alimentos que tienen propiedades antiinflamatorias y recomienda evitar otros que causan o exacerban la inflamación. Esperamos que pueda probar esta dieta y disfrutar de los muchos beneficios para la salud que aporta.

Gracias de nuevo por leer este libro.
Busque mis otros libros sobre la
artritis reumatoide y le deseo lo mejor
para el futuro.

Ross Lennox